Dr. med. Shanti Puri
Sadhvi Shanti

ICH und DU – Wir hören dem Schmetterling zu

Mach's wie ich – Verändere dich!

SPICA
VERLAG GMBH

www.spica-verlag.de

1. Auflage, 2025

Cover-Design: Anke Berger (Künstlerin & Interior Designerin)

Autorin: Dr. med. Shanti Puri

Gesamtherstellung: Spica Verlag GmbH Printed in Europe

Printed in Europe
ISBN 978-3-98503-173-3

Dieses Buch widme ich dir –
in der Hoffnung, dass du spürst, wie wundervoll du bist.
Wie ein Schmetterling, der aus dem Kokon schlüpft,
darfst auch du dich entfalten – ganz du selbst, ganz leicht.
Flieg los. Die Welt wartet auf dein Strahlen.

Inhaltsverzeichnis

Prolog
von Damian Richter

Als Sadhvi Shanti, eine wunderbare und weise Freundin, mich darum bat, den Prolog für dieses Buch zu schreiben, fühlte ich mich geehrt und habe natürlich sofort „Ja!" gesagt. Shanti hat eine außergewöhnliche Gabe, sie versteht die Sprache der Natur und kann sie für uns übersetzen. Die Weisheiten und Botschaften der Natur verbindet sie dabei stets mit ihrer langjährigen Erfahrung als Coach und Naturflüsterin.

Als Erfolgsmacher, Trainer und Lifecoach ist es meine Hauptmission, Menschen auf dem Weg zu Glück und Erfolg zu unterstützen. Dabei steht die persönliche Veränderung im Fokus, denn Erfolg bedeutet stets eine Form der Selbstverwirklichung.

Denken Sie nur an die Raupe, die sich auf den Erfolgsweg begibt und durch die Metamorphose in der Puppe zum Schmetterling wird, um letztendlich die wahre Größe zu leben. Ähnlich begleite ich Menschen dabei, ihre Mangelzustände zu überwinden und ihr höchstes Potenzial zu entfalten. Auf diesem Weg können sie Freude, Leichtigkeit und Fülle in vollen Zügen genießen. Ganz sowie der Schmetterling, der nach seiner Entwicklung von der Raupe durch die Umwandlung mit farbenprächtigen Flügeln die Freiheit des Fluges erlangt und so seine wahre Schönheit entfaltet.

Die Reise durch die faszinierende Welt der Schmetterlinge endet schließlich in einer Entdeckungsreise zu uns selbst.

Dieses Buch verspricht nicht nur beeindruckende Erkenntnisse, sondern auch tiefgreifende Inspirationen. Es bietet einen einzigartigen Einblick in die Symbolik der Schmetterlinge als Spiegel unserer eigenen Verwandlung.

Gleichzeitig regt es dazu an, die eigenen Flügel auszubreiten und den eigenen Weg der Selbstentfaltung zu erkunden. Jede Seite enthüllt nicht nur die Schönheit der Natur, sondern auch die verborgene Kraft, die in jedem von uns ruht, um sich zu entfalten und zu erblühen.

Möge dieses Buch von Shanti zu einem Leitfaden der Transformation werden und zahlreiche Menschen dazu inspirieren, ihren eigenen Weg zu Glück und Erfolg zu finden.

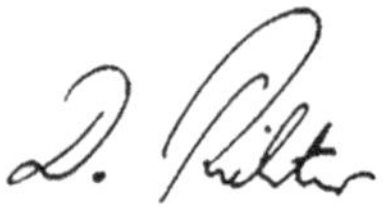

Damian Richter
Life-Coach und Trainer

Der Schmetterling – Ein Wunder der Natur

Mit der Betrachtung des Schmetterlings tauchen wir in die faszinierende Welt der Natur ein, wo eine zauberhafte Seele ihre Reise in zwei völlig unterschiedlichen Körpern entfaltet.
Die Frage nach den Gedanken des Schöpfers hinter diesem Wunder der Natur drängt sich auf, während wir uns in die symbolische Tiefe dieses farbenprächtigen Insekts begeben. Welche Botschaften mögen sich hinter dem Symbol des Schmetterlings verbergen?
Lass uns gemeinsam in diese mystische Welt eintauchen und die verborgenen Weisheiten erkunden, die in den zarten Flügeln dieses Geschöpfs ruhen.
In der Natur gibt es nichts Zufälliges; alles hat seinen Sinn und seine Bedeutung. Meine Aufgabe ist es, diese tiefere Bedeutung zu erkennen und mit dir zu teilen.

„Es gibt in der Natur nichts Sinnloses,
jedes Element birgt eine tiefere Bedeutung für uns Menschen.“
Sadhvi Shanti

Diese meine Worte spiegeln genau das wider, worum es in diesem Buch geht.
In den kommenden Abschnitten werde ich die verschiedenen Lebensphasen des Schmetterlings mit den Etappen unseres eigenen Lebens in Verbindung zu bringen.

- Was können wir aus seiner Metamorphose lernen?
- Sind wir bereit, uns zu verändern und unser volles Potenzial zu entfalten, so wie es der Schmetterling tut?

Diese Botschaften sind für dich gedacht, damit du den tiefen Sinn hinter dem Materiellen der Natur siehst, verstehst und diese Inspirationen im Alltag umsetzt, um in die Erfüllung zu gelangen.
Indem du den bedeutsamen Sinn in allem, was dir im Leben begegnet, erkennst, annimmst und danach handelst, kommst du jedes Mal deinem Ziel einen Schritt näher. Dieses Buch ist ein Wegweiser, der dir zeigt, wie du die Botschaften der

Natur verstehen und in dein Leben integrieren kannst. Ich habe besonderen Wert darauf gelegt, die einzelnen Punkte visuell hervorzuheben, damit unterschiedlichste Leser*innen die vielfältigen Aspekte leicht erkennen und aufnehmen können. Ich hoffe, dass dir diese klare Gliederung genauso wichtig ist wie mir.
Dieses Buch ist kein Roman, sondern ein Sachbuch mit philosophischen Erklärungen, die natürliche Prozesse von bloßen Fakten in kreativ-geistige Zusammenhänge übertragen. Denn in jedem Aspekt der Natur verbirgt sich eine Botschaft und mein Ziel ist es, diese Botschaften für dich zu entschlüsseln, damit du sie in deinem Leben unmittelbar für deine Wunscherfüllung umsetzen kannst.

Willkommen in der zauberhaften Welt der Verwandlung – Eine Einführung

Willkommen in der zauberhaften Welt der Verwandlung, in der wir gemeinsam den Flug des Schmetterlings verfolgen und seiner atemberaubenden Metamorphose lauschen. Ein Flügelschlag, ein Hauch von Magie, und plötzlich entfaltet sich vor unseren Augen das faszinierende Schauspiel des Lebens. Begleite mich auf dieser Reise, wo die unscheinbare Raupe ihre Reise beginnt, sich in einen Kokon hüllt und schließlich als strahlender Schmetterling erneut das Licht der Welt erblickt. Tauche ein in dieses bezaubernde Märchen, das uns lehrt, dass wahre Schönheit oft erst im Prozess der Veränderung enthüllt wird.

Dieses inspirierende Sachbuch verbindet anregende Erzählungen mit biologischen Fakten, um die Magie der Metamorphose zu illustrieren. Die Informationen basieren auf fundierten Kenntnissen und umfassender Recherche, doch steht hier die Inspiration im Vordergrund, weshalb auf detaillierte Quellenangaben verzichtet wurde. Stattdessen soll dieses Buch zum Nachdenken und Fühlen anregen, wobei die transformative Botschaft im Mittelpunkt steht. Wer wissenschaftliche Details sucht, findet sie in vielen anderen Fachbüchern – hier geht es darum, die tieferliegende Schönheit und Weisheit des Wandels zu erleben.

In „**Ich und Du, wir hören dem Schmetterling zu**" wirst du Zeuge eines erstaunlichen und inspirierenden Wandels, der nicht nur im Tierreich stattfindet, sondern auch in deinem eigenen Herzen und deiner Seele seinen Widerhall findet. Bereit, die Flügel der Metamorphose zu spreizen und die Wunder dieser zauberhaften Welt zu entdecken?

Warum habe ich mich dazu entschlossen, ein Buch über Schmetterlinge zu schreiben?

Diese Entscheidung entspringt der tiefen Faszination, die mich seit meiner Kindheit mit diesen zarten Geschöpfen verbindet. Schmetterlinge sind für mich mehr als nur farbenprächtige Flügel im Sonnenlicht; sie sind lebendige Botschafter des Wandels und der Transformation. Ihre Metamorphose vom winzigen Ei über die kriechende

Raupe bis hin zum majestätischen Schmetterling spiegelt eine Geschichte wider, die mich inspiriert und mir zahlreiche Erkenntnisse über das Leben vermittelt hat. Schon als Kind stand ich staunend in einer mit Blumen übersäten Wiese und schaute mit großen Augen fasziniert dem Tanz der Schmetterlinge zu, die von einer Blüte zur nächsten flogen. Mein Herz hüpfte vor Freude, wenn ich ihre Schönheit, Grazie und Leichtigkeit sah. In der Schule und zu Hause zeichnete ich Schmetterlinge in allen Farben und Nuancen und beglückte mit meinen Zeichnungen Alt und Jung. In meinem Inneren spürte ich wohl, dass diese Tiere eine besondere Bedeutung in meinem Leben spielen werden.
Schmetterlinge sind für mich nicht nur Insekten und schön anzusehen, sondern auch Symbole für Wachstum, Entwicklung und die endlosen Möglichkeiten der Veränderung. Dieses Buch ist mein Versuch, diese faszinierende Welt zu erkunden und die tiefgreifenden Lektionen, die sie bereithält, mit anderen zu teilen. In jeder Phase dieser metamorphen Reise gibt es Lehren über Selbstbestimmung, Durchhaltevermögen und die Schönheit des Loslassens.

Ich hoffe, dass die Seiten dieses Buches nicht nur Einblicke in die Biologie und Vielfalt der Schmetterlinge bieten, sondern auch dazu ermutigen, die sinnbildliche Bedeutung dieser wunderbaren Kreaturen in unserem eigenen Leben zu entdecken. Möge es eine Reise sein, die dich, liebe*r Leser*in, inspiriert, deine eigene Transformation anzugehen und die Schönheit im Prozess des Werdens zu erkennen.

Der Schmetterling, dieses anmutige Insekt, symbolisiert die Schönheit des Lebens und den steten Wandel, den wir alle, als Teil der Natur, durchlaufen. Seine Reise von der Raupe zur Puppe und schließlich zum farbenprächtigen Schmetterling ist ein faszinierendes Gleichnis für deine persönlichen Veränderungen, für deine ständige Weiterentwicklung und die unglaublichen Möglichkeiten, die in dir schlummern.

Durch Geschichten, Wissenschaft und Interpretationen werden wir uns dem Schmetterling annähern und dabei vielleicht auch ein wenig von seiner Weisheit und Schönheit in unser eigenes Leben integrieren. In diesem Buch entdecken wir gemeinsam die Geheimnisse dieser erstaunlichen Verwandlung. Wir werden in die Welt der Schmetterlinge eintauchen und ihre einzigartige Entwicklung verstehen, während wir gleichzeitig erkennen, wie du dich immer wieder neu erfinden kannst. Du wirst lernen, wie du dich den Herausforderungen und Veränderungen in deinem Leben mutig stellen kannst, und dabei die Freude der Verwandlung entdeckst.

PRAXISTIPP

Am besten legst du dir ein Journal als begleitendes Notizbuch an und trägst deine Erkenntnisse und Erfahrungen aus dem Buch ein, um so stets aktiv mitzuarbeiten. Durch das Schreiben werden deine Gehirnhälften synchronisiert und die Erkenntnisse gelangen auf eine tiefere Ebene in dein Leben. Du kannst auch jederzeit das im Journal Geschriebene nacharbeiten und ergänzen.

Durch die Seiten dieses Buches begleiten wir nicht nur den Schmetterling, sondern auch deine eigene Selbstfindungsreise. Du wirst verstehen, dass Metamorphose nicht nur in der Natur vorkommt, sondern auch in dir selbst stattfindet, wenn du dich für Veränderungen öffnest und den Mut findest, dich zu wandeln.

„**Ich und Du, wir hören dem Schmetterling zu**" ist eine Einladung, dich von der Schönheit der Metamorphose inspirieren zu lassen. Diese Reise wird deine Sinne beflügeln und dein Herz berühren, während du entdeckst, wie du dich selbst in einen wunderschönen Schmetterling verwandeln kannst, der die Freiheit, die Leichtigkeit und die Magie des Lebens in ihrer ganzen Pracht genießt.
Begleite mich auf diesem Abenteuer, während wir dem Schmetterling lauschen und die Veränderung in dir selbst feiern. Gemeinsam werden wir die Flügel der Inspiration entfalten und uns auf den Weg machen, deine eigenen Träume und Verwandlungen zu leben.
Willkommen in einer Welt, in der Worte und Emotionen miteinander verschmelzen und in der wir lernen, dem Schmetterling und uns selbst zuzuhören.

Der Mensch braucht die Natur – doch die Natur braucht den Menschen nicht!

Die enge Verbindung zwischen Mensch und Natur ist von unbestreitbarer Bedeutung, doch die Natur existiert unabhängig von unserer menschlichen Existenz.
In der hektischen Welt, in der wir leben, scheint es manchmal so, als ob die Natur und du in zwei verschiedenen Realitäten existieren würden. Du eilst durch dein Leben, gefangen in deinen Gedanken und Sorgen, oft blind für die Schönheit und das Wunder der natürlichen Welt um dich herum.
Du brauchst die Natur – das ist zweifellos wahr, denn sie erhält dich ja am Leben.
Aber braucht die Natur dich?

In unserer heutigen Zeit, in der die Umweltzerstörung und der Verlust der Artenvielfalt bedrohliche Ausmaße annehmen, kannst du dir diese Frage immer öfter stellen. Doch während du dich dieser Frage stellst, gibt es Momente, in denen die Antwort in einem zarten Flügelschlag, einem Sonnenstrahl oder in den leisen Melodien der Natur selbst zu finden ist. Es sind diese kostbaren Augenblicke, in denen du dich entscheidest, innezuhalten und zu hören.

„Ich und Du, wir hören dem Schmetterling zu“ ist eine Reise, auf der wir gemeinsam die Magie der Natur entdecken werden. Eine andere Perspektive, die dich daran erinnert, dass du ein untrennbarer Teil dieser Erde bist, weil die Sprache der Natur leise spricht, und wenn du ihr lauschst, spürst du, wie deine Seele sich erinnert und dein Herz sich öffnet, als hätte es das Fliegen nie verlernt.

Während du durch die Seiten dieses Buches blätterst, wirst du feststellen, dass es nicht nur um das Zuhören geht, sondern auch um das Verstehen.

Es ist eine Ode an die Natur, an ihre unermüdliche Kreativität, an den Zauber, der in jedem Blatt, in jedem Fluss und in jedem Schmetterling verborgen ist. Dieses Buch ist eine Einladung, die Natur nicht nur zu betrachten, sondern mit ihr zu verschmelzen, in ihren Klängen und Farben aufzugehen und schließlich zu erkennen, dass wir und die Natur eins sind.

Das Buch lädt dich ein, dich wieder mit der Natur zu verbinden, den Schmetterlingen zuzuhören und den Duft der Blumen zu inhalieren. Es erinnert dich daran, dass du in der Stille der Natur deine eigene innere Stille finden kannst. Während du dieser leisen Melodie der Erde lauschst, wirst du spüren, wie tief deine Liebe und Fürsorge für die Natur wirklich sind. Sie sind nicht nur notwendig, sondern auch ein Ausdruck deiner Dankbarkeit für die wunderbare Welt, die dir geschenkt wurde.

In den Seiten dieses Buches wird die Natur, in Form des Schmetterlings *LIO*, zu dir sprechen, und vielleicht wirst auch du lernen, auf seine Botschaften zu hören. Lass uns zusammen auf diese Reise gehen, in der wir dem Schmetterling und der Stimme des Universums zuhören, während sie uns ihre Geschichten erzählen und uns lehren, wie wichtig es ist, dass „Ich und Du“ in Harmonie mit der Natur leben.

Warum schreibe ich das, was ich schreibe?

Geboren in Wien mitten im 2. Weltkrieg, unter dramatischen Umständen, brachte meine Mutter mich und meinen Bruder aufs Land, da es in Wien kaum etwas zum Essen gab, nur auf dem Land konnte man sich sattessen. Wir landeten auf unserer Suche im Waldviertel, in Weikertschlag, einem kleinen Dorf in der Nähe der tschechischen Grenze. Wir Kinder wuchsen in dieser idyllischen Waldgegend auf, die bald zu meiner Heimat wurde. Das Dorf liegt in einem engen Tal, wo der Fluss Thaya durchfließt, umgeben von wunderschönen dichten Wäldern, die später meine Zuflucht wurden. Von Anfang an spürte ich eine tiefe Verbindung zur Natur, insbesondere zu den geheimnisvollen Fichtenwäldern. Die Bäume und Tiere waren meine Freunde, meine Kraftspender und die Stille des Waldes war mein Refugium. Dort knüpfte ich eine unzerstörbare Verbindung zur Natur, vor allem zum majestätischen Wald. Schon in jungen Jahren erkannte ich, dass sämtliche geistigen Botschaften in der Natur selbst verborgen liegen.

Ich spürte, dass ich keine Bücher, Vorträge oder Seminare benötigte, um jenes Wissen zu erlangen, welches mich in meine volle Größe führen würde. Diese Überzeugung war tief in meinem Herzen verankert, und dennoch fehlte mir der richtige Schlüssel, um die Schatztruhe zu öffnen, welche die Geheimnisse der Mutter Natur hüten.

Erst viele Jahrzehnte später, im Alter von 60 Jahren, gelangte dieser kostbare Schlüssel in meine Hände. Ein Baum weihte mich in die Geheimnisse von Mutter Natur ein, ein bahnbrechendes Ereignis, von dem ich dir an einer anderen Stelle noch erzählen werde. Von diesem Moment an begannen die Eingebungen aus der Natur zu mir zu fließen und das Ergebnis hältst du gerade in deinen Händen.

Damals verstand ich wie wichtig es ist meine Erkenntnisse zu teilen – sei es in Form von berührenden Büchern, inspirierenden Videos, tiefgreifendem Coaching, leidenschaftlichen Reden oder inspirierenden Natur-Channelings. Dies ist meine Lebensbestimmung, die Botschaften der Natur an dich und so viele wie möglich auf vielfältige Weise weiterzugeben. Ich träume davon, dass meine Worte dein Herz berühren und dich dazu bewegen, deine Liebe zur Natur und vor allem zu dir selbst zu entfachen und zu verstärken. Möge meine Mission dein Inneres zum Leuchten bringen und dein spirituelles Wachstum fördern.

Urplötzlich war bildlich alles da – vor meinem geistigen Auge – und hat sich später auch verwirklicht, wofür ich sehr dankbar bin.

Mein erstes Aha-Erlebnis mit den Botschaften von Mutter Natur hatte ich heute vor genau 20 Jahren, als ich im Himalaya einen Baum betrachtete.
Du wirst sagen: „Okay, das habe ich auch schon oft gemacht. Einen Baum betrachten – dazu muss ich nicht in den Himalaya fahren!"
Stimmt, da hast du vollkommen recht!
Ich habe schon oft einen Baum betrachtet – doch dieses Mal geschah etwas völlig Unerwartetes. Ich spürte, wie er mit mir sprach, als würde er mir seine uralte Weisheit zuflüstern.
Trotz all der Jahre der spirituellen Praxis hätte ich nie geglaubt, dass eine einzige Erfahrung meinen Lebensweg so radikal umlenken könnte wie jener unvergessliche Tag, als ich im Himalaya einen wahren Erleuchtungsmoment erlebte.
Du fragst dich jetzt vielleicht: „Wie ist so etwas möglich?"

Hier ist meine Antwort:
Durch meine dreißigjährige intensive Yogapraxis zog es mich in die heiligen Berge Indiens, wo viele Yogameister wirkten und noch immer wirken. Im Jahr 2008 verwirklichte ich meinen Traum und lebte mehrere Monate im indischen Himalaya, um dort zu meditieren und Gedichte zu schreiben. Eines Tages, es war an einem wunderschönen Morgen im September, die Sonne schien, und so entschloss ich mich, einen Spaziergang in Richtung Bergspitze zu machen. Auf 3200 Meter Meereshöhe gibt es nur sehr wenige dieser besonderen Bäume, die sehr widerstandsfähig sind, um in dieser Höhe zu überleben. Einige dieser wunderschönen Nadelbäume standen direkt am Steilhang, auf dem ich mich während meines Aufstieges befand. Sie bildeten eine spezielle Baumgruppe, die der kargen Landschaft einen besonderen Reiz verliehen.
Der Baum, der am weitesten entfernt von mir stand, zog mich magisch an. Also stieg ich zu ihm hoch und betrachtete ihn genau: Er war groß und stark, hatte breite, weit ausladende Äste, lange zarte grüne Nadeln und seine Gestalt ragte majestätisch ins Tal. Ich versank in seinen Anblick, setzte mich unter seine Zweige und lehnte mich an seinen Stamm, um ihm ganz nahe zu sein.
Ich spürte seine Kraft und Stärke und fühlte mich unter seinem Schutz sicher und geborgen. Ganz eng lehnte ich mich an seinen Stamm und spürte eine starke Verbindung zu ihm. Es war mir, als ob er atmen würde und meine Nähe spürt. Nach einer Weile der innigen Verbindung kam es mir vor, als hörte ich ihn zu mir sprechen. Irgendwie war ich auf besondere Weise vollkommen mit ihm verbunden.

Plötzlich erfasste ich, was er mir sagen will, und ich hörte ergriffen zu:

„Als Baum bin ich stets der Dienende, ich gebe, ohne zu verlangen, du kannst meine Äste abschneiden, ich werde es zulassen, du kannst meine Früchte wegnehmen, meine Spitzen oder den Stamm beschneiden, ich wehre mich nicht. Mag der Wind mich umbiegen, der Sturm mich zerbrechen, der Winter mich vereisen, ich lasse es zu."

Während ich dem Baum zuhörte, wurde mir klar, dass seine Weisheit tief in mir nachhallte.
Wenn ich, wie der Baum, in der Lage bin, **alles so anzunehmen, wie es ist**, und es zu akzeptieren, in stiller Ruhe und Gelassenheit, dann schenke ich mir selbst etwas Wunderbares: Denn aus dieser Akzeptanz erwächst Zufriedenheit, so mächtig und erfüllend wie das tiefste Wurzelsystem des Baumes. Denn aus diesem Zulassen entsteht Gelassenheit und daraus innere Ruhe, die mir Frieden schenkt.

Lass uns die Bedeutung von Akzeptanz erkunden:
Das Wort „Akzeptanz" leitet sich vom lateinischen „accipere" ab, was so viel bedeutet wie „gutheißen und annehmen".
Akzeptanz ist die freiwillige Bereitschaft, Menschen, Probleme und Situationen so anzunehmen, wie sie sind, selbst wenn sie nicht unseren eigenen Wünschen und Erwartungen entsprechen (Duden).
Und aus dieser Akzeptanz heraus erblüht der Frieden.
Der Weg zur wahren inneren Zufriedenheit wird aus der Akzeptanz geboren.

In meinem Inneren tauchte ein Gedanke auf, der mich tief berührte:

Der Baum akzeptiert tatsächlich alles! Er bleibt ruhig an seinem Platz und bewegt sich nicht. Das hatte ich noch nie zuvor so betrachtet.

- Hast du jemals darüber nachgedacht?
- Über die wunderbaren Botschaften, die uns der Baum sendet?

Ich erkannte in diesem Moment: Der Baum, gleichgültig, was um ihn herum geschieht, nimmt alles an, ohne Widerstand. Er akzeptiert das Leben in seiner reinsten Form. Dies ließ mich innehalten und mich selbst hinterfragen.

Ich fragte mich: „Shanti, kann auch ich alles annehmen? Alles, was bisher in meinem Leben passiert ist? Das Leid, die Verletzungen, die Traurigkeit – kann ich es

als Bestandteil meines Lebenswegs akzeptieren und daran wachsen? Statt es zu verurteilen und weiterhin darunter zu leiden?"
Wenn ich, wie der Baum, in der Lage bin, alles so anzunehmen, wie es ist, in stiller Ruhe und Gelassenheit, dann schenke ich mir selbst etwas Wunderbares: Ich schenke mir Seelenruhe.
Von dieser Erkenntnis der Akzeptanz aus können wir in uns selbst einen tiefen Frieden finden, der unsere Herzen zur Ruhe bringt. Dadurch tragen wir automatisch zu einem harmonischeren Miteinander bei.

FRIEDEN entsteht aus ZU-FRIEDEN-HEIT und
ZUFRIEDENHEIT entsteht aus AKZEPTANZ!

Das war mein erstes Aha-Erlebnis mit Mutter Natur und seither empfing ich viele weitere Botschaften. Diese kannst du auch in meinem Buch „Heilsprache Natur" – Das Praxisbuch der 74 Naturgesetze nachlesen.
Allerdings denke ich, dass es auch kein Zufall war, dass gerade diese Erkenntnis der Akzeptanz meine erste Botschaft von Mutter Natur war, denn sie ist für jeden von uns von enormer Wichtigkeit!
Seien wir ehrlich: Wem gelingt es, alles – wirklich alles – in seinem Leben, (gemeint ist insbesondere deine Vergangenheit) ganz anzunehmen?

PRAXISTIPP

Wirf einen Blick in dein Inneres und frage dich:

- Strebst du nach innerer Zufriedenheit? Ja?
- Was kannst du noch nicht annehmen?
- Kannst du dich selbst annehmen?

ANNEHMEN = AKZEPTIEREN
Das bedeutet: Etwas ohne Bedenken entgegennehmen, nicht zurückweisen, mit etwas einverstanden sein.

Motivationssatz:
„Ich lasse den Widerstand los und vertraue dem Fluss des Lebens."
Wenn du diesen inneren Frieden wirklich erreichen willst, dann heißt es: **Üben, üben, üben**.

- Übe dich täglich darin, achtsam und gelassen die Herausforderungen des Lebens anzunehmen.

- Übe dich zu akzeptieren, statt zu urteilen.

Beginne jetzt damit, das Leben voll und ganz anzunehmen, und spüre die Veränderung in dir.

Vom Waldmädchen zur Naturflüsterin – Meine Reise

In unserer heutigen Welt, die oft so laut und unruhig ist, habe ich einen Weg gefunden, um die leisen, aber kraftvollen Botschaften der Natur zu hören und zu verbreiten. Das ist meine Aufgabe, auf der ich möglichst viele Menschen mitnehmen darf, um sie wieder zurück zu ihrer Verbindung zur Natur zu bringen und ihre Geschenke bewusst zu empfangen.

Als Life-Coach und Naturflüsterin bin ich überzeugt, dass die natürliche Welt uns nicht nur am Leben erhält, sondern uns auch tiefe, spirituelle Erkenntnisse schenkt, um glücklich und erfüllt zu leben.

Das durfte ich an mir selbst erfahren und deshalb unterstützt mich mein Begleiter ***LIO***, der Schmetterling, bei der Übermittlung der Botschaften in diesem Buch.

Mein Leben ist von einer tiefen Leidenschaft für die Verbindung zwischen dem menschlichen Geist und der Natur durchdrungen und es ist mir eine Ehre, dich auf dieser inspirierenden Reise zum Herzen von Mutter Natur zu begleiten.

Die Natur ist ein Lehrer, ein Mentor, ein Heiler und ein Begleiter, der 24 Stunden für dich da ist. Doch allzu oft übersehen wir das, weil es so selbstverständlich ist. In diesem Buch werde ich dir zeigen, wie du diese unschätzbare Quelle der Weisheit und Heilung in dein Leben integrieren kannst.

Als Life-Coach helfe ich Menschen aus Mangelzuständen und Unzufriedenheit, wieder zu Gelassenheit und Lebensfreude zu finden, ihr volles Potenzial zu entfalten und ihre Lebensziele zu erreichen. Diese Transformation wird durch eine tiefe Verbindung zur Natur beschleunigt.

ICH BIN NATUR – DU BIST NATUR – WIR SIND NATUR

Denn wir kommen aus der Natur, wir sind Natur und wir gehen wieder zurück zur Natur!

Diese Urkraft und die Weisheit der Natur sind auch ein Teil von uns. Diese nie endende Quelle an Energie befähigt dich dein volles Potenzial zu entwickeln.

Durch das Vertrauen zu Mutter Natur bist du geschützt, getragen und geführt. Sie gibt dir die Sicherheit und die Kraft, deinen Weg weiterzugehen sowie den Sinn hinter den Ereignissen deines Lebens zu erkennen und zu verstehen.

Meine Aufgabe als Naturflüsterin ist es, die stille Weisheit der Natur für dich zu übersetzen und dir ihre tiefen, geheimen Botschaften näherzubringen. Das Flattern der Schmetterlinge, das Flüstern des Windes, das Rauschen der Bäume, das Summen der Bienen, die Laute des Waldes, die dich anziehen, sind keine zufälligen Geräusche, sondern Zeichen und Symbole, die eine Botschaft für dich enthalten. Alles in der Natur hat seine Bedeutung und seinen Sinn, den du entdecken darfst.

Die Natur ist 24 Stunden für dich da!

Meine Erkenntnisse und Erfahrungen helfen dir, deine eigene Seelenverbindung zur Natur zu vertiefen. Ich glaube fest daran, dass jeder von uns die Fähigkeit besitzt, sich mit der Weisheit der Natur zu verbinden, sie zu erfahren und zu nutzen – und ich bin hier, um dich dabei zu unterstützen.

In diesem Buch lade ich dich ein, mit mir auf eine Reise zu gehen – eine Reise der Transformation zu innerem Frieden, spirituellem Wachstum und einem tieferen Verständnis für die Natur. Ich werde dir zeigen, wie du die geistigen Botschaften des wunderbaren Schmetterlings verstehen und in dein Leben integrieren kannst, um deine Gesundheit und dein Wohlbefinden zu steigern und freudig dein Leben zu genießen.

Meine Frage an dich:
Bist du bereit, die geheimen Botschaften des Schmetterlings zu entschlüsseln? Ja?

Dann lass uns gemeinsam eintauchen – in den einzigartigen Weg der Metamorphose des Schmetterlings. Ich freu mich riesig über unseren gemeinsamen Weg.

Mein magischer Klick-Moment – Von der Dunkelheit ans Licht

In einem wahrhaft magischen Klick-Moment wurde das gesamte Gefüge meines Lebens transformiert. Während ich in diesem Buch unermüdlich über Wandel und Metamorphose schreibe, möchte ich nun meine persönliche Geschichte dieser tiefgreifenden Veränderung mit dir teilen.

Welcher Auslöser war es, der meinem Leben eine völlig andere Richtung gab?

Dieses Erlebnis habe ich bisher nur meinen engsten Freunden anvertraut. Doch nun betrachte ich dich, liebe*r Leser*in, als Freund*in, und teile meine Erfahrungen ganz offen mit dir in der Hoffnung, dass sie dich zu inspirierenden Taten führen mögen. Seit meinem 15. Lebensjahr trug ich eine unsichtbare Last, gezeichnet von einer larvierten Depression. Diese Art der Depression äußert sich vor allem durch körperliche Symptome, wodurch die seelische Traurigkeit verdeckt wird, die sich darunter verbirgt. Die Leidtragenden erfahren die Dunkelheit im Körper, während die Seele schweigt. Bei mir manifestierte sich dies im Körper durch Abgeschlagenheit, Schlafstörungen und besonders auf unerklärliche Weise beim Gehen: Etwa nach 300 Metern spürte ich, wie eine totale Schwäche von unten nach oben in beiden Beinen aufstieg, ich musste stehen bleiben und vermochte nicht mehr weiterzugehen. Erst nach circa 10 Minuten war ich in der Lage, wieder zu gehen. Medizinische Untersuchungen ergaben keine pathologischen Befunde, und mir wurden Strombehandlungen für die Beine verordnet, die jedoch keine Linderung meiner Beschwerden brachten.
Die entscheidende Änderung kam, als ich mit 16 Jahren meinen späteren Ehemann kennenlernte und wir uns ineinander verliebten. Die Gehstörungen, die mich plagten, verschwanden nach kurzer Zeit - sie waren demnach psychischer Natur – eine Erkenntnis, die mir zu dieser Zeit verborgen blieb.
Doch in der Wärme unserer Liebe verschwanden die Schmerzen in meinen Beinen genauso schnell, wie sie gekommen waren. Unsere Beziehung war nicht nur ein Halt, sondern auch eine Kraft, die mir half, die Dunkelheit der Depression zu überwinden. Durch diese Liebe konnte ich nicht nur wieder frei gehen, sondern mein Leben wurde zu etwas Lebendigem und Freudigem.
Viel später, nachdem ich mein Studium der allgemeinen Medizin abgeschlossen hatte und als Facharzt für Mund- und Kieferheilkunde in meiner eigenen Praxis in Wien

arbeitete, wurde mir schnell bewusst, wie anspruchsvoll das Jonglieren zwischen meiner Rolle als Mutter und dem erfolgreichen Betrieb der Praxis war. Alleinverantwortlich organisierte ich nicht nur die Versorgung meiner Tochter, sondern auch sämtliche Aspekte meiner Praxis und die damit verbundenen Herausforderungen. Bald darauf führte mich diese Überlastung zu einem Punkt, der von Ärzten als Burnout mit einer zusätzlichen Diagnose von Depressionen diagnostiziert wurde. In dieser düsteren Zeit schien mein Leben bedeutungslos, meine Nächte wurden von Schlaflosigkeit und Albträumen geplagt, und eine zunehmende Apathie befiel mich. Das Arbeiten wurde zur Qual, und eine tiefe innere Leere breitete sich in mir aus.

Der Wendepunkt kam, als meine kleine Tochter mich eines Tages bekümmert und unter Tränen fragte, als wir unterwegs zum Eislaufen waren: „**Mama, warum lachst du nicht mehr?** Du warst früher so lustig und hast mit mir gespielt, was hast du? Bist du krank?" Dabei liefen ihr bittere Tränen über ihre roten Wangen und ihre Hand war ganz kalt in der meinen.
Mit ihren schönen braunen Augen blickte sie mich fragend an und ich sah die Trauer, die sich in ihren Augen spiegelte. Dieser Moment durchbohrte mein Herz, und ich spürte den Schmerz und das Unglück, den ich meinem kleinen Kind zufügte. Ich wurde sehr nachdenklich und versuchte meine Kleine mit lieben Worten zu beruhigen, was nicht wirklich gelang.
Am nächsten Morgen, nach einer Meditation mit einer Yoga-Führung, erlebte ich plötzlich eine atemberaubende und lebensverändernde Vision. Ohne jede Vorankündigung bekam ich plötzlich vor meinem inneren Auge sehr deutlich folgende Situation gezeigt:
Ich sah mich in einem Türrahmen sitzen, zwischen zwei Zimmern. Das linke Zimmer war in völlige Dunkelheit gehüllt, während das rechte von strahlendem Licht durchflutet war. In meiner Einsamkeit blickte ich ständig in das finstere Zimmer, bis mir der Gedanke kam, mich zur anderen Seite zu drehen.

In diesem Moment traf mich eine Erkenntnis wie ein Blitz:
Ich hatte immer nur in die Dunkelheit geschaut, in den dunklen Raum und nicht in die andere Richtung – in den hellen Raum! Aber ich habe doch den freien Willen!
Langsam drehte ich mich zur hellen Seite um und begriff: Es ist einzig und allein **MEINE Entscheidung**, wohin ich blicke – in die Dunkelheit oder ins Licht!
Ich selbst – und nur ich – habe die Macht, mich für das strahlende Licht zu entscheiden oder weiter im Dunklen zu verkümmern.

Diese Vision war der entscheidende Moment, der mich aus der Depression herauskatapultierte und mir den Weg in ein neues Leben eröffnete.
Diese Erzählung mag für dich vielleicht bedeutungslos erscheinen, doch diese Vision war eine der entscheidendsten Momente in meinem Leben. Dieses Bild trage ich bis heute in mir und ich erzähle es immer wieder.
Denn ich erkannte damals, dass ich allein der Schöpfer meines Lebens bin und die Verantwortung für mein Glück oder Unglück selbst trage.
Seitdem strebe ich danach, in der lichtdurchfluteten Welt zu leben, habe zahlreiche Schritte der Veränderung unternommen und meine eigene Metamorphose durchlebt. Ich kann heute sagen, dass ich mein volles Potenzial entfaltet habe, um damit andere Menschen zu inspirieren, dasselbe zu tun. In diesem Transformationsprozess habe ich mich auch von kompetenten Trainern*innen begleiten lassen. Die dunklen Zeiten liegen hinter mir, und ich gehe voller Vertrauen meinen Weg in einem Leben voller Freude und Fülle.
Ich habe die Wandlung von der Raupe zum Schmetterling durchlaufen, denn als Schmetterling habe ich gelernt, meine Flügel auszubreiten und das Leben in all seiner Schönheit zu umarmen. Nun fliege ich frei, erfüllt von Freude und getragen von dem Wissen, dass jede Transformation uns näher zu unserem wahren Selbst führt.
Ich hoffe, dass du dieses Bild, das ich dir gezeichnet habe, in deinem Herzen trägst und dir bewusst wird, dass es allein deine Entscheidung ist, wie dein Leben verläuft.

Entscheide dich: Bleibst du im Raupenstadium oder wirst du zum Schmetterling?
Ich danke dir, dass du dich inspirieren lässt.

Der Schmetterling *LIO* –
Unser Reiseführer durch die Schmetterlingswelt

LIO ist ein auffälliger, junger Monarch-Schmetterling, der für seine auffällige orange, schwarze und weiße Färbung bekannt ist.

Ich habe ihn gebeten, dass er uns auf unserer Reise durch die Schmetterlingswelt begleitet und uns mit seinen Kommentaren und Erfahrungen hilft die Parallele zwischen der Metamorphose des Schmetterlings und der des Menschen zu erhellen.

***LIO**, der weise Schmetterling, sitzt gerade auf einer wunderschönen gelben Blüte und freut sich des Lebens – er flüstert dir jetzt sanft zu:*

„Guten Tag, du wunderbare Seele, es erfüllt mich mit Freude, dass du heute zu mir gefunden hast. Ich habe sehnsüchtig auf diesen Moment gewartet, dass du meinen farbenfrohen Lebensraum betrittst.

*Mein Name ist **LIO**, der Starke, und meine Mutter, LUCY, die Strahlende, brachte mich am 9. Mai als kleine Raupe auf einem zarten Brennnesselblatt zur Welt. Hier, auf meiner lebendigen Blumenwiese, tanze ich mit Freude zwischen den prächtigen Blüten, die mir ein Lächeln auf die Flügel zaubern.*

Von meinen Ahnen habe ich das kostbare Erbe der Schmetterlingsweisheit geerbt, und von Anfang an wusste ich genau, welchen Weg ich einschlagen muss, um zu dem prächtigen Schmetterling zu werden, der ich heute bin.

Heute, hier, in dieser zauberhaften Umgebung, möchte ich dieses Wissen mit dir teilen. Denn auch du, lieber Mensch, trägst in dir eine erstaunliche Ähnlichkeit mit meiner Metamorphose. Setz dich doch neben mich auf diese duftende Blumenwiese, und ich werde dir die wichtigsten Schritte verraten, die dich auf deinem eigenen Weg der Verwandlung begleiten werden.

Nun, zu Beginn, möchte ich dir einige grundlegende Prinzipien mit auf den Weg geben, die dir helfen werden, deinen Weg der Transformation mit Leichtigkeit zu beschreiten. Bitte lass dich nicht entmutigen, wenn du diese Prinzipien noch nicht alle in deinem Leben umgesetzt hast. Veränderung und Wachstum sind langwierige Prozesse, die Zeit und Geduld erfordern.

Betrachte diese Punkte als inspirierende Wegweiser.

Sie repräsentieren das geistige Training vieler Schmetterlingsgenerationen. Wenn du diese Einstellungen verinnerlichst, wird deine eigene Metamorphose umso müheloser gelingen.

Es ist das allererste Mal, dass ich diese Instruktionen an einen Menschen übermittle. Wir Schmetterlinge sind stolz auf diese Geheimquelle unseres Seins und bemühen uns den aufgezeigten Verhaltensweisen zu folgen.

Auf der Unterseite meiner Flügel stehen sie in einer Geheimschrift, die nur wir lesen können. Sie erinnern uns so daran, wohin wir unsere Ziele lenken sollen, um in die absolute Freiheit und Freude zu gelangen.“

LIO nimmt eine aufrechte Haltung ein, sein Blick fällt kurz auf den Zitronenfalter, der auf der anderen Blüte sitzt. Da alles ruhig ist, beginnt er bedächtig und ernst sein Wissen an uns weiterzugeben:

„Es sind nur kurze Anleitungen, die in unserer Schmetterlings-Verfassung verankert sind und uns als Inspiration und Leitfaden dienen. Auch du kannst sie in deinem täglichen Leben nutzen, um deine eigene Transformation mit Erfolg und Freude zu gestalten. Sei nicht erstaunt über diese 27 Lebenshaltungen, die alle in dir angelegt sind und die du Schritt für Schritt weiterentwickeln kannst, um in deine Größe zu kommen.

- **Selbstbestimmung:** Übernimm die Kontrolle über dein Leben und finde deinen Weg, ohne dich im Strudel der Welt zu verlieren.
- **Selbstentfaltung:** Erhebe dich und verändere dich, denn das wertvollste Geschenk erwartet dich. Schenke dich dir selbst und entdecke deine Gaben, um die Welt damit zu begeistern.

- ***Authentizität:*** *Sei wahrhaftig, strebe nach Größe und strahle heller als die Sonne über den Wogen der Welt, um nicht nur dich, sondern auch andere zu erhellen.*
- ***Mut:*** *Betritt mutig die Pfade zu Freiheit, Schönheit, Freude und Leichtigkeit, um das Glück zu finden, nach dem du suchst.*
- ***Loslassen:*** *Befreie dich von den Fesseln der Vergangenheit und den Bindungen, die deinem freien Flug im Wege stehen.*
- ***Innehalten:*** *Suche die Stille, denn jetzt ist die Zeit zur Transformation gekommen.*
- ***Selbstverwirklichung:*** *Halte stets das Bild deiner Selbstverwirklichung vor Augen, wo deine Möglichkeiten grenzenlos sind und du ein Leben in Freiheit und Unabhängigkeit führst.*
- ***Durchhaltevermögen:*** *Gib niemals auf, glaube an dich selbst und verfolge unbeirrbar deine Ziele. Geh durch deine Angst und fokussier dich stets auf dein Ziel.*
- ***Selbstreflexion:*** *Zeit ist kostbar. Ergründe deine Facetten durch ehrliche Selbstreflexion.*
- ***Selbstbewusstsein:*** *Löse dich von Anhänglichkeit und finde Halt in deinem inneren Sein.*
- ***Selbstwert:*** *Erkenne deinen inneren Wert und deine Größe.*
- ***Selbstfürsorge:*** *Sorge stets gut für dich selbst.*
- ***Akzeptanz:*** *Verurteile nicht, sondern finde Frieden in der Akzeptanz von allem, was ist.*
- ***Liebe:*** *Befreie dich von Urteilen und lebe die Liebe.*
- ***Selbstliebe:*** *Nimm dich an, so wie du bist, und liebe dich.*
- ***Vertrauen:*** *Wandle Wünsche und Erwartungen in Vertrauen um.*
- ***Selbstvertrauen:*** *Vertraue darauf, dass du die Fähigkeiten besitzt, um jede Herausforderung zu meistern, die dir im Weg steht.*
- ***Zielbewusstsein:*** *Setze klare Ziele und verbanne Ziellosigkeit.*
- ***Tatendrang:*** *Erwecke deine Energie, indem du Untätigkeit in Tatendrang verwandelst.*
- ***Unabhängigkeit:*** *Löse alle Abhängigkeiten und finde deine eigene Unabhängigkeit, die dich frei macht.*
- ***Fülle:*** *Überwinde den Mangel und tritt in die Fülle ein.*
- ***Freude:*** *Befreie dich von Traurigkeit und lebe die Freude.*
- ***Interessen:*** *Verlasse die Gleichgültigkeit und finde spannende Interessen.*

- ***Ruhe:*** *Transformiere Wut in innere Ruhe.*
- ***Gelassenheit:*** *Wandle Ärger in Gelassenheit um.*
- ***Gleichmut:*** *Ersetze Kränkungen durch Gleichmut. Fühl den Buddha in dir.*

Diese Anleitungen sind wie Flügel, die dir helfen, durch die Höhen und Tiefen des Lebens zu navigieren. Sie sind dazu gedacht, dich zu inspirieren und zu leiten, während du deinen eigenen Weg gehst.

Nimm dir Zeit, um über jede Anweisung nachzudenken, und betrachte sie als Werkzeuge, die dir bei der Gestaltung eines erfüllten Lebens behilflich sind.

Es ist wichtig, dass du sie nicht als starre Regeln betrachtest, sondern als Leitprinzipien, die du nach deinem eigenen Ermessen anwendest. Dein persönlicher Flug durch das Leben ist einzigartig, also nutze diese Anleitungen als Anregung, um deine eigenen Farben in den Himmel zu malen. Viel Erfolg auf deiner Reise!"

Merkst du, dass diese Anleitungen möglicherweise auch etwas mit deiner eigenen geistigen Entwicklung zu tun haben?

Du kannst sie auch in dein Journal schreiben und öfters durchlesen, dann wirkt es viel mehr, als nur einmal drüber zu lesen.

Die ganze Natur strebt nach Vollkommenheit und diese ist bereits in Flora und Fauna sowie den Menschen angelegt. Wir sind über unsere Seelen miteinander verbunden und daher gilt das, was für den Schmetterling zählt, auch für dich, als Mensch.

Nimm dir von meinen Ausführungen das, was du brauchst, sieh die Punkte als Wegweiser zu einem befreiten, glücklichen Leben. Es sind die Tafeln am Wegrand, die dir die richtige Richtung weisen.

Beurteile und verurteile dich nicht selbst, sondern lobe dich dafür, wenn du einige Punkte schon erreicht hast.

LIO erzählt: Meine Reise zur Selbstverwirklichung

LIO: *„Meine Bestrebung ist es, den Raum des höchsten Wohlgefühls zu betreten – das ist mein Ziel. Meine Seele hungert nach Freiheit, danach, mich in den Lüften zu wiegen, den süßen Nektar der Blüten zu kosten und jeden Moment in vollen Zügen zu genießen.*

Ich sehe es als meine Berufung an, Freude in die Herzen jener zu tragen, die von Traurigkeit geplagt sind, die verschlossen und verbittert sind. Ich möchte Groß und Klein Leichtigkeit und Lachen schenken und Schönheit in die Welt tragen. Möge ein Hauch von Glückseligkeit all jene erfüllen, die mich erblicken und sich an meiner Anmut erfreuen. Mein Wunsch ist es, dass diese Botschaft bis in die entlegensten Ecken dieser Erde getragen wird und meinen Nachkommen das Beste vermittelt, sodass auch sie diese Freude und das Gefühl von Glückseligkeit weitergeben können.
Heute bin ich hier, um dir zu zeigen, wie ich meine Erfüllung gefunden habe und nun ein Leben in Freiheit und Glückseligkeit führe. Möge meine Reise dich inspirieren, mutig durch das Tal der Erfahrungen zu gehen, um dich selbst zu verwirklichen in deiner ganzen Größe."

„Man wacht nicht einfach auf und wird zum Schmetterling.
Wachstum und Transformation sind ein Prozess."
Rupi Kaur

Dieses Zitat erinnert uns daran, dass Veränderung und Wachstum, Zeit und Geduld erfordern, ähnlich wie der Prozess, den eine Raupe durchläuft, um sich in einen wunderschönen Schmetterling zu verwandeln.

Unsere innige Verbindung mit der Natur – Eine inspirierende Perspektive

Lass uns einen Moment innehalten und die tiefgreifende Verbindung zwischen uns und Mutter Natur erkennen, eine Verbindung, die im Alltag oft übersehen wird. Wir leben in unserer eigenen Welt, eingehüllt in den normalen Ablauf des Lebens, ohne darüber nachzudenken, dass unsere Existenz eng mit der Natur verflochten ist.

Mutter Natur ist nicht nur unser Lebensspender, sondern auch unsere zweite Mutter. Sie schenkt uns großzügig alles, was wir zum Überleben brauchen: die Nahrung, die Luft, das Wasser, das Feuer, die Erde und den Raum, den wir bewohnen. Ihre Gaben sind so selbstverständlich, dass wir manchmal vergessen, wie kostbar sie sind.

Denke daran, dass wir ein untrennbarer Teil der Natur sind – von unserer Geburt bis zu unserem Tod. Eine unsichtbare, aber nicht weniger kraftvolle Nabelschnur verbindet uns mit ihr. Jeder Atemzug, den wir ein- und ausatmen, ist ein Geschenk von Mutter Natur, und in jedem Anteil, den sie uns schenkt, steckt die Urkraft des Lebens.

Betrachte es als ein Wunder, dass wir existieren können, dass unsere Herzen schlagen und unsere Lungen atmen, weil Mutter Natur uns mit ihrer unermesslichen Güte am Leben erhält. Erkenne die Schönheit dieser Verbindung und die Verantwortung, die wir tragen, sie zu ehren und zu schützen.

In den kleinen Momenten, in denen wir bewusst die Natur um uns herum wahrnehmen, entdecken wir die Schönheit, die in dieser Verbindung liegt. Es ist Zeit, über den Tellerrand unserer eigenen Welt hinauszublicken, die Natur nicht mehr als selbstverständlich zu betrachten, sondern als Quelle unseres Lebens, unserer Inspiration und unserer Kraft.

Wenn wir die Natur umarmen, bekommen wir nicht nur, was wir zum Leben brauchen, sondern auch tiefe Freude und Erfüllung. Lasst uns diese Verbindung feiern und achtsam mit unserer zweiten Mutter, Mutter Natur, umgehen.

ÜBERLEGE dir nun Folgendes:

- Wie zeigst du normalerweise deine Wertschätzung für deine leibliche Mutter?
- Zeigst du ihr Ehrfurcht, Respekt, Anerkennung und Dankbarkeit?
- Liebst du sie bedingungslos, bist liebevoll, achtest auf sie, verstehst sie, unterstützt sie, wertschätzt sie und verbringst Zeit mit ihr?
- Bist du rücksichtsvoll, zeigst ein gutes Benehmen, widersprichst nicht unnötig, hilfst ihr nach Kräften, führst offene Gespräche und zeigst ihr deine Liebe?
- Stimmt das für dich? Ja?

NOTIERE dir die Antworten in deinem Journal, das dich auf der Reise durch die Welt der Schmetterlinge und der Erkenntnisse begleitet.

Nimm dir jetzt einen Moment Zeit und denke ehrlich über Folgendes nach:

- Wie gestaltest du deine Beziehung zu deiner zweiten Mutter, der Natur, die dir das Leben schenkt?
- Empfindest du eine genauso tiefe Verpflichtung gegenüber ihr wie gegenüber deiner biologischen Mutter?
- Welche konkreten Maßnahmen ergreifst du aktiv für ihr Wohl?
- Bist du dir bewusst über ihre kritische Verfassung?
- Reflektierst du oft darüber, wie du dazu beitragen kannst, ihr zu helfen?
- Was unternimmst du aktiv für ihr Wohl?
- Schenkst du ihr die gleiche liebevolle Aufmerksamkeit wie deiner leiblichen Mutter? Denk daran, selbst kleine Handlungen können einen bedeutenden Unterschied machen.

NOTIERE wieder alle deine Erkenntnisse in deinem Journal!

Zu der Beziehung und den wundervollen magischen Momenten, die Mutter Natur für uns bereithält, möchte ich dir eine Geschichte aus meinem Leben erzählen. Dieses Erlebnis hat meine außergewöhnliche Nähe zu Mutter Natur, hier in Form des

Wassers, entstehen lassen. Bei meinem Aufenthalt in Indien war es Mutter Ganges, die mir ein außergewöhnliches Geschenk machte.

Mein Erlebnis mit Mutter Ganges

Seit meiner ersten Indienreise 1980 entwickelte ich eine große Nahbeziehung zu diesem Land und seinen Menschen. Damals war ich mit einer kleinen Gruppe geleitet von meinem Yogameister in Rajasthan (Nordindien) unterwegs, um diverse Yogazentren von „Yoga in daily life" zu besuchen. Sofort war ich begeistert von den Menschen in ihrem bedingungslosen Gottvertrauen, ihrer aufrichtigen Herzlichkeit und ihrer Lebenseinstellung. Diese erste Reise nach Indien war ein einzigartiges Erlebnis.

Nach meinen zahlreichen Indien-Reisen wurde das Jahr 2010 zu einem unvergesslichen Kapitel meines Lebens.

Inmitten der majestätischen Kulisse des indischen Himalayas erlebte ich die Kumbh Mela, eine überwältigende spirituelle Versammlung. Gemeinsam mit meinen Yogafreunden tauchte ich in die faszinierende Atmosphäre dieses Großereignisses ein.

Haridwar, der Pilgerort, war der Austragungsort dieses magischen Fests. Hier, am Zusammenfluss der heiligen Flüsse Ganges, Yamuna und Saraswati, versammelten sich Millionen von Menschen aus allen Ecken des Landes. Jeder Tag war von rituellen Bädern im Ganges geprägt, und die Energie, die dieses Wasser durch die Vereinigung der Flüsse erhielt, war spürbar.

Die Kumbh Mela von 2010 wird immer in Erinnerung bleiben, da an einem einzigen Tag zehn Millionen Gläubige im Ganges badeten, fest überzeugt davon, dass dieses besondere Zusammentreffen der heiligen Gewässer – Ganges, Yamuna und Saraswati – sie von all ihren Sünden reinigt. Diese spirituelle Erfahrung inmitten der beeindruckenden Natur des Himalayas war nicht nur eine Reise, sondern ein tiefgehendes Erlebnis der Reinigung und Erneuerung für die Seele.

Wir waren an die 200 Yoga-Praktizierende, die einmal im Leben dieses sagenhafte Fest erleben wollten und dabei unser bequemes Leben in Europa für eine Weile aufgaben, um ein spirituelles Millionen-Fest mitzuerleben. Wir schliefen in einem abgeschlossenen Bereich im Sand vom Ganges in Zelten auf unseren Luftmatratzen. Der Ganges wurde zu der Zeit der Kumbh Mela umgeleitet. Stell dir vor, du stehst mitten im Flusssand und plötzlich siehst du eine lebendige Zeltstadt vor dir.

Die Inder haben mit ihrer beeindruckenden Kreativität diese Stadt auf dem trockenen Flusssand errichtet. Aber das ist nicht alles! Zwischen den Zelten haben sie sogar Straßen gebaut - nicht aus normalem Asphalt, sondern aus einer cleveren Kombination von Stahlplatten. Diese Platten sind so miteinander verbunden, dass sie wie ein Puzzle aussehen und solide, improvisierte Straßen bilden. Auf dieser Straße können Pilger sicher gehen, Autos können darauf fahren und sogar Lieferwagen finden ihren Weg durch die Mini-Stadt. Es ist ein erstaunliches Beispiel dafür, wie Innovation und Notwendigkeit zusammenkommen, um Probleme zu lösen.

Unsere gesamte Gruppe unter der Leitung von unserem Yogameister Vishwaguruji startete jeden Tag knapp vor Sonnenaufgang in Richtung Ganges, der zu dieser Zeit eingedämmt wurde, abgegrenzt und geteilt war, sodass nichts passieren konnte und die Pilger ungestört ihr Bad nehmen konnten.

Beim allerersten Mal am frühen Morgen, es dämmerte eben und zarte Helligkeit stellte sich zaghaft ein, trat ich aus meinem Zelt hinaus, stapfte durch den Sand und gesellte mich zu meiner Gruppe, um gemeinsam zum Ganges zu gehen. Ich war voll Vorfreude und aufgeregt, denn es war ungewiss, was alles auf mich zukommen wird.

Zu diesem Zeitpunkt wusste ich noch nicht, welch außergewöhnliche Erfahrung ich heute machen durfte.

Gemeinsam gingen wir inmitten von vielen Menschen in Richtung Ganges. Tausende Menschen waren an diesem grauen Morgen auf den Beinen und machten sich auf den Weg zum heiligen Fluss. JAY GANGA MATA erklang über die Lautsprecher. Was so viel heißt, wie: Mutter Ganges, sie lebe hoch! Wir sangen auch mit und eine einzigartige, erhabene Stimmung erfasste uns alle und bereitete uns auf das geheimnisvolle, unbekannte Abenteuer des rituellen Bades im heiligen Fluss vor.

Als wir am Ufer des Ganges ankamen, erwartete uns bereits ein Platz, wo wir gut in den Fluss steigen konnten, um das Bad zu zelebrieren. Die Ersten von uns gingen bereits vor und ich war auch unter ihnen. Dem Reinigungs-Ritual folgend, steht man im Wasser und bedankt sich zuerst mit gefalteten Händen bei Mutter Ganges, die als Göttin des Wassers in Indien verehrt wird. Anschließend nimmt man Wasser auf und taucht dann dreimal unter, um sich mit ihr zu verbinden.

Ich stieg also ins Wasser, im Herzen unendliche Dankbarkeit für dieses Naturelement Wasser, mit dem wir alle in allerengster Verbindung sind. Mit meinen Händen als Schale nahm ich das Wasser auf, ließ es wieder in den Fluss fließen, während ich ein Dankesgebet sprach und dann dreimal untertauchte.

In diesem Moment, als ich vollkommen untergetaucht war, das Wasser mich von allen Seiten umfasste, spürte ich eine wunderbare, wohlige Geborgenheit, die mich von allen Seiten umgab. Es überwältigte mich plötzlich ein unendliches Glücksgefühl, das sich durch alle Poren meines Körpers ausbreitete. Ich spürte eine vollkommene Einheit mit dem Fluss und gleichzeitig fühlte ich ganz tief in meinem Herzen, dass dieses Wasser meine Mutter ist! Diese Nähe, diese Verbundenheit – diese Einheit mit ihr drang in alle Zellen meines Körpers ein. Es wurde mir so klar wie nie zuvor, dass du und ich, wir alle, mit einer unsichtbaren Nabelschnur mit der Natur, hier mit dem Wasser, verbunden sind – lebenslang!

Ja, sie ist wirklich meine Mutter! Sie ist es, die mich gerade liebevoll umarmt, mir Schutz, Liebe und Sicherheit gibt, Gefühle, die ich noch niemals zuvor so intensiv gespürt habe.

Es war ein unbeschreiblicher Moment, den ich nicht in Worte fassen kann. Tränen der Ergriffenheit liefen mir über die Wangen und vereinten sich mit dem heiligen Wasser. Dieses Gefühl der Freude, einer ekstatischen Freude, die ich fühlte, fließt sogar jetzt, während ich dir davon erzähle, durch meinen ganzen Körper.

Mein ganzes Sein wurde von diesem Gefühl der tiefen Erkenntnis und des Glücks erfasst. Es kam mir vor, als sagte sie zu mir:

„Fühle und verstehe – ich bin deine Mutter. Du bist nicht allein! Ich bin bei dir, war bei dir und werde immer bei dir sein!“

„Du bist da, du umhüllst mich, liebst mich, schützt mich, du bist meine Mutter", klang es immer und immer wieder in mir. Ja, hier ist meine Mutter, ich fühle ihre Liebe ganz tief in meinem Herzen!

Zutiefst berührt durch diese Durchsage liefen mir Tränen der tiefen Rührung über die Wangen. Ergriffenheit und Dankbarkeit durchzogen mich. Ich zitterte und bebte am ganzen Körper und ein Schauer floss durch meinen Körper während dieser Erfahrung.

Ich konnte es nicht fassen, was ich da erleben durfte, und dieses atemberaubende Erlebnis ist mir bis zum heutigen Tag unvergesslich. Es war eine ekstatische Einheit der Liebe zwischen Mutter Erde, in Form des Wassers und mir.

Damals machte ich diese unbeschreibliche Erfahrung: Mutter Ganges enthüllte sich mir als meine eigene zweite Mutter und Heimat.

Diese transzendente Begegnung mit Mutter Ganges hat sich in meine Seele eingegraben und meine innige Verbindung zur Natur gefestigt. Sie hat nicht nur mein Verständnis vertieft, sondern auch den festen Entschluss in mir gestärkt, dieses Wissen über die tiefen Botschaften der Natur mit vielen anderen Menschen zu teilen.

Mein Ziel ist es, die Menschen wieder in ein enges Band mit der Natur zurückzuführen, damit sie die Schönheit und Weisheit erleben können, die mir durch diese magische Verbindung zuteilwurde. Diese Verbindung zu spüren ist für jeden möglich, der mit einem liebevollen Herzen auf Mutter Natur zugeht.

Danke dir, dass ich dieses Erlebnis mit dir teilen darf.

Vielleicht wirst auch du an einem Ort und zu einer Zeit dieses besondere Gefühl erfahren, wo sich deine Seele mit der Seele von Mutter Natur zu einer wunderbaren Einheit verschmilzt.

Das mag an einem stillen Seeufer geschehen, am weiten Horizont des Meeres, im sanften Rauschen des Waldes, wenn du den Blick gen Himmel hebst und den Vögeln lauschst, beim Duft einer Blume, dem Plätschern eines Baches oder sogar im intensiven Blickaustausch mit einem anderen Menschen …

Erlebe selbst deine eigenen magischen Momente in der Natur

Wunder sind stets greifbar, bereit, sich dir in jedem Augenblick zu offenbaren, wenn du mit offenen Herzen und Sinnen auf die Magie des Lebens achtest.

Hier nenne ich dir einige Anregungen, in denen du die besondere Erfahrung deiner Verschmelzung mit der Natur erleben kannst:

- **In den Sternen**: Unter einem klaren Nachthimmel, wenn die Sterne funkeln und die Unendlichkeit des Universums sich offenbart.
- **Im goldenen Licht des Sonnenuntergangs**: Wenn die Sonne ihren letzten Strahl über das Land wirft und die Welt in warmes, goldenes Licht taucht.
- **Auf einem Berggipfel**: Wo du über die majestätischen Gipfel blickst und die Erhabenheit der Natur in ihrer vollen Pracht erlebst.
- **Im Tanz der Schneeflocken**: Während leiser Schneeflocken vom Himmel fallen und eine stille Magie in der Luft liegt.
- **Unter einem blühenden Kirschbaum**: Wenn die zarten Blüten im Frühling in voller Pracht stehen und die Luft mit süßem Duft erfüllen.
- **Beim Betrachten eines Regenbogens**: Nach einem Regenschauer, wenn die Farben des Regenbogens den Himmel erhellen.
- **Im Schatten eines imposanten Baumes**: Wo die Blätter im Wind flüstern und die Zeit still zu stehen scheint.
- **In der Stille der Wüste**: Wo die endlose Weite und die Ruhe der Wüste eine besondere Verbindung zur Natur ermöglichen.
- **Beim Anblick der Polarlichter**: In den eisigen Weiten des Nordens, wenn die Polarlichter den Himmel mit faszinierenden Farben erleuchten.
- **In einem blühenden Garten**: Umgeben von einer Vielzahl von Blumen und Pflanzen, die ein buntes Mosaik der Natur erschaffen.

Oder einfach der Anblick einer Blüte, eines Baumes, des Himmels, des Meeres, eines Baches, eines Kindes, eines Menschen und andere Dinge, die dich magisch anziehen.

Tauche tief in die Natur ein und spüre, wie du mit der Unendlichkeit verschmilzt.

Du kannst noch viele, viele weitere magische Momente mit der Natur erleben, wenn du drei Dinge beachtest: **innere und äußere Stille und Achtsamkeit!**

Magische Momente in der Natur – Eine Anregung:

Wenn du in der Natur bist und deine Gedanken, Gefühle und Probleme dir durch den Kopf rasen – kannst du nicht die Natur genießen und bist somit verschlossen gegenüber ihrem Geschenk des Augenblicks. Wenn du aber aus dem Kopf mehr ins Herz eintauchst, dann bist du aufnahmebereit für ihre Sprache und ihre Botschaften.

Die Achtsamkeit im Moment erlebst du, wenn du deinen Fokus auf ein Objekt der Natur richtest, es mit allen Sinnen erfasst, dich mit ihm verbindest und alles andere beiseitelässt. Wesentlich dabei ist auch, dass du in die äußere Stille gehst, das heißt nicht zu sprechen und achtsam bist auf alles, was dir am Weg in der Natur begegnet. Erfasse das Blatt, den Baum, den Zweig, die Pflanze mit allen Sinnen: mit den Augen, den Ohren, dem Geschmack, dem Fühlen und dem Geruch. Du wirst Erlebnisse haben, die dein Herz so innig mit Mutter Natur verbinden, dass sie unvergesslich werden.

Ich wünsche dir unzählige solcher fantastischen Augenblicke im Leben. Suche sie dir, denn sie warten auf dich, um dich glücklich zu machen. Mutter Natur ist jederzeit für dich da, um dir dieses Glücksgefühl zu schenken.

Liebe Freund*innen der Natur,
nachdem wir gemeinsam auf Entdeckungsreise durch inspirierende Beispiele der Verschmelzung mit der Natur gegangen sind, lade ich dich ein, in deine eigenen magischen Momente einzutauchen.

PRAXISTIPP

- Wo hast du selbst eine tiefe Verbindung zur Natur gespürt?
- Erinnerst du dich an diese wunderbaren Augenblicke?
- Tauche erneut in die Emotionen dieser berührenden Situation ein und frage dich: Wie fühlt es sich an, diese Erlebnisse wieder zum Leben zu erwecken?

NOTIERE deine Erlebnisse und Erinnerungen in deinem Journal!

LIO: „Liebe Naturfreunde, als Schmetterling, der die Geheimnisse der Natur hautnah erlebt, möchte ich dich ermutigen, nicht nur die Geschichten der Natur zu hören, sondern auch deine eigenen Abenteuer zu teilen. Die Flügel der Natur berühren uns alle, und jedes Mal, wenn ich durch die Lüfte gleite, spüre ich, wie wir alle ein Teil ihres einzigartigen Liedes sind. Lasst uns gemeinsam unsere Erfahrungen austauschen, um den Zauber der Natur in unseren Herzen lebendig zu halten. Die Natur lebt in mir, in dir und in uns allen, und gemeinsam können wir ihre Wunder immer wieder neu entdecken.“

Im Rahmen dieses Buches habe ich dir 3 besondere Audio-Aufzeichnungen vorbereitet. Die erste findest du hier, unter dem nachfolgenden QR-Code. Eine kurze Atem-Meditation (13 Minuten) erwartet dich, diese kann dich wunderbar dabei unterstützen, die Verbindung zu Mutter Natur wieder intensiver wahrzunehmen.
Lass dich von meinen Worten führen:

Ich wünsche dir eine wundervolle Meditation!

Der Klarheits-Test: Deine Verbindung zur Natur intensivieren

Ist es nicht faszinierend, welche außergewöhnlichen Erlebnisse die Natur uns schenkt? Du hast nun einen Blick darauf geworfen und vielleicht auch deine eigenen einzigartigen Momente wiedererlebt. Spürst du, wie sich dadurch deine Energie und dein Wohlgefühl spürbar angestiegen sind?

„Alles Wissen besteht in einer sicheren und klaren Erkenntnis.“
René Descartes

Jetzt lade ich dich zu einem Klarheits-Test ein, der die Tür zur Selbsterkenntnis öffnet – dem ersten Schritt zur Veränderung.
Warum? Nur, wenn du Klarheit über deine Verantwortung für die Natur hast, bist du bereit, die nötigen Schritte für ihr Wohlergehen zu setzen. Das ist es, was wir dringend brauchen: Menschen wie dich, die bereit sind, zum Wohl unseres Planeten beizutragen. Jede noch so kleine Tat wird belohnt. Danke für dein Mitmachen!

DER KLARHEITS-TEST – Du und Mutter Erde

Stell dir folgende Fragen zu deiner zweiten Mutter, der Mutter Natur:

- Zeigst du ihr die Achtung, den Respekt, die Anerkennung und Dankbarkeit, die sie verdient?
- Schenkst du ihr bedingungslose Liebe? Demut und deine Hilfe?
- Verhältst du dich achtsam ihr gegenüber?
- Zeigst du Verständnis für ihre Anliegen?
- Bietest du ihr deine Unterstützung an?
- Zeigst du ihr deine Wertschätzung?
- Nimmst du dir Zeit, um in ihrer Gegenwart zu verweilen?
- Handelst du rücksichtsvoll und liebevoll?
- Pflegst du gutes Benehmen und kommunizierst du mit ihr?
- Übernimmst du Verantwortung für ihr Wohlergehen?

PRAXISTIPP

Nimm dein Journal zur Hand und notiere deine Ergebnisse.
Überlege dir, wie viel Prozent dieser Fragen du ehrlich mit „Ja" beantworten kannst. Deine spontane Einschätzung: Sind es 100 %, 50 % oder vielleicht 30 %? Das hilft dir, Klarheit zu gewinnen.
Schreib dir das Resultat unbedingt auf. Betrachte dann deine Liste und überlege, wo du Verbesserungen vornehmen kannst. Verurteile dich nicht, falls du bis jetzt noch wenig für sie gemacht hast – sondern sieh es objektiv als ein momentanes Resultat, das sich schon im nächsten Augenblick ändert, wenn du dich anders entscheidest. Danke, dass du darüber nachdenkst und bereit bist dich selbst zu erforschen und aktiv zur Gesundung von Mutter Erde beizutragen. Gemeinsam gestalten wir so eine bessere Welt für uns und alle kommenden Generationen.

Ein leidenschaftlicher Aufruf zum Schutz der Natur im Namen all jener, die davon betroffen sind

Ein schmerzhafter Blick auf die tiefen Narben, die wir der Natur zugefügt haben, lässt uns erzittern vor der Brutalität unseres eigenen Handelns. Diese Narben sind nicht nur oberflächliche Kratzer, sondern tiefe Einschnitte, die die Essenz unserer Umwelt bedrohen. Die einst idyllischen Landschaften sind zu Schlachtfeldern verkommen, gezeichnet von unserem rücksichtslosen Umgang mit der Natur.

In unseren Wäldern und Urwäldern klaffen riesige Lücken, wo einst majestätische Bäume standen, jetzt gefällt im Namen des Fortschritts und Profitstrebens. Der Boden ist übersät mit den Überresten von gefährlichen Pestiziden, die die Lebensräume zahlloser Arten zerstören und die ökologische Balance ins Wanken bringen.

Unsere Ozeane, einst Quellen unermesslicher Vielfalt, sind zu Mülldeponien geworden. Plastikabfälle treiben wie ein giftiger Teppich auf der Oberfläche, ersticken Meereslebewesen und vergiften die Nahrungskette. Korallenriffe, die einst prächtige Unterwasserwelten waren, sind nun blasse Schatten ihrer selbst, erstickt durch Verschmutzung und Klimawandel.

Die Luft, die wir atmen, ist vergiftet von industriellen Emissionen und verschmutzendem Verkehr. Die Flüsse, einst Lebensadern der Natur, sind häufig stinkende Ströme von Chemikalien und Abfällen, die das Überleben der darin lebenden Tiere und Pflanzen bedrohen.

Unsere blindwütige Jagd nach Rohstoffen hat ganze Ökosysteme zerrissen und die Lebensgrundlagen indigener Völker zerstört. Die Brutalität zeigt sich in den ausgedehnten, ölverschmutzten Landschaften, die einst blühende Ökosysteme waren und nun kahle, leblose Öd-Landschaften darstellen.

Es ist an der Zeit, dass wir die Konsequenzen unserer Handlungen erkennen und drastische Maßnahmen ergreifen, bevor diese tiefen Einschnitte zu unüberwindbaren Abgründen werden. Unsere Erde ist verletzt, aber sie hat auch die Kraft zur Heilung, wenn wir nur den Willen haben, unsere Wege zu ändern und für die Wiederherstellung unserer kostbaren Natur zu kämpfen.

Charles Darwins prophetische Worte sind heute ein schmerzhafter Spiegel unserer Ignoranz:

„Alles, was gegen die Natur ist, hat auf Dauer keinen Bestand."

Die düstere Realität zwingt uns, diese Worte zu akzeptieren. Unsere Selbstzerstörung ist in vollem Gange, und die Natur kämpft verzweifelt um ihre eigene Heilung. **Frage dich selbst:** Lebst du GEGEN oder FÜR die Natur?

Unsere Alltagsgewohnheiten, besonders der exzessive Einsatz von Plastik, sind wie blutende Wunden, die sich gegen die Vitalität unseres Planeten richten. Die Verwendung von Plastikflaschen und -verpackungen ist ein direkter Angriff auf die Natur, ein Schlag ins Gesicht unserer eigenen Existenz.

Bedenke die Meere, die einst reich an Leben waren, nun aber von Plastikmüll erstickt werden. Dieses synthetische Material, erst seit mehr als hundert Jahren in der Geschichte der Erde vorhanden, hat uns in eine fatale Abhängigkeit getrieben. Wir müssen uns erinnern: Ein Leben ohne Plastik war keine Utopie, sondern die Realität unserer Vorfahren über Jahrtausende hinweg!

Ich selbst bin ohne Plastik aufgewachsen und ich verrate dir etwas Erstaunliches: Jeder Tag ohne Plastik ist ein Sieg für die Erde. Sei Teil der Lösung!

Dazu fällt mir der Satz ein: **WER WILL – DER KANN.**

Es ist also die Frage: Will ich? Oder lassen wir alles beim Alten und nähern uns langsam, aber sicher dem Untergang unseres Planeten?

In unserer hoch technologisierten Ära stehen wir vor einer entscheidenden Kreuzung. Die Frage lautet: Zurück zur Einfachheit und Nachhaltigkeit oder die Entwicklung innovativer, umweltfreundlicher Technologien? Oder weiter so zu tun, als ob alles in Ordnung ist und beim Untergang zusehen?

Die Erde schreit nach Veränderung – hörst du ihren Ruf?

Die Wahl liegt bei dir in dieser entscheidenden Zeit. Entweder setzt du dich für den Schutz der Natur ein oder du trägst weiter zur Zerstörung unseres geliebten Planeten bei. Gemeinsam können wir uns für eine lebendige, grüne Zukunft einsetzen, in der die Narben der Vergangenheit heilen und die Natur in ihrer ganzen Pracht wieder erblüht.

Es ist Zeit zu handeln, bevor die Narben zu unübersehbaren Wunden werden.

Erinnere dich stets daran, dass unsere zweite Mutter dein Lebensretter ist!

***LIO**: „Inmitten all der Worte über den Schutz unserer geliebten Natur möchte ich dir, als dein geflügelter Begleiter, eine Erinnerung mit auf den Weg geben. Die Schönheit und Resilienz unserer Erde sind wahrlich beeindruckend, doch sie ist auch verletzlich. Du hast die Macht, einen positiven Einfluss auszuüben und deinen Zugang zur Natur verantwortungsvoll zu gestalten.*

Lass uns nicht nur darüber sprechen, sondern auch handeln. Die Frage ist nicht nur, ob du GEGEN oder FÜR die Natur lebst, sondern vielmehr, welche Schritte du konkret unternimmst, um deine Verbundenheit mit ihr zu stärken. Ein bewusstes Handeln in deinem täglichen Leben kann einen bedeutenden Unterschied machen.

Lass uns die Flügel der Veränderung entfalten und gemeinsam für eine blühende Zukunft einstehen. Die Natur zählt auf dich, und ich glaube fest daran, dass wir gemeinsam die Harmonie zwischen Mensch und Natur wiederherstellen können.

*Mit flatternden Grüßen, **LIO**“*

Es gibt keinen Planeten B.
Die Zeit unsere Umwelt zu schützen ist jetzt.
Unbekannt

Das nachhaltige Leben 1945 war einzigartig!

In meiner Jugend auf dem Land, an die ich mich gerne erinnere, war ich mit einer stabilen Einkaufstasche unterwegs, um in einem der beiden Greisler (Gemischtwarenhändler) im Dorf einzukaufen. Da gab es statt Plastik Papiersäckchen und um die Milch zu holen, ging man zum Bauer mit einer Milchkandel aus Stahl, in der man die Milch einsammelte, um sie nach Hause zu tragen.

Zu essen gab es vorwiegend Kartoffeln in allen Variationen, selbstgemachte Nockerln, Gemüse und Obst der Saison vom Bauern und Brot vom Bäcker. Mit großer Freude aß ich zum Frühstück sehr, sehr gerne Butterbrot oder Brotstücke, die ich in warme Milch eintauchte. Das Brot mit der Milch in Kombination war ein einmaliges Genusserlebnis, das mir bis heute in Erinnerung ist. All diese einfachen Lebensmittel schmeckten einfach köstlich.

Die Einfachheit hat die Kraft zur Rettung der Welt.

Nachhaltigkeit entsteht durch die Kraft der Einfachheit!

Liebe*r Leser*in, du wirst es nicht glauben, aber wir hatten kein Leitungswasser. Das Wasser musste man mit einem Kübel von einer nahen Quelle holen, Toiletten gab es nicht im Haus. Im Hof draußen stand ein einfaches Plumpsklo, das man bei jedem Wetter aufsuchen musste.

Es gab auch keine Waschmaschine, sondern einen kleinen Waschraum, wo auf dem Holzofen der Waschtopf aufgesetzt wurde. Auf einer Rumpel wurde die Wäsche händisch geschrubbt und später im Hof aufgehängt. Es gab auch kein Badezimmer, sondern ein sogenanntes Lavoir aus Porzellan mit einem Porzellankrug voll Wasser, mit dem man sich mit Waschlappen und Seife reinigte.

In den einfachen Tagen der Vergangenheit, getragen von Umweltfreundlichkeit und Nachhaltigkeit, liegt eine wertvolle Erinnerung. Doch verstehen wir uns recht: Es geht nicht darum, die Uhr zurückzudrehen, denn die Gegenwart offenbart uns innovative Wege zu einem reichhaltigen und angenehmen Leben.

Vielleicht liegt das Geheimnis darin, mehr als die Hälfte unseres umweltbelastenden Lebensstils zu entlassen und zu einer Einfachheit zurückzukehren, die simpler, gesünder und erfüllender ist.

MOTTO: „Weniger ist mehr!"

In dieser Transformation liegt nicht nur die Freiheit von Umweltlasten, sondern auch die Entdeckung eines tieferen, sinnvolleren Lebenswegs.

„**Lebe einfach, damit andere einfach leben können.**“

Mahatma Gandhi

Weniger Fleisch, mehr Planet: Wie unsere Ernährungsgewohnheiten das Klima beeinflussen

Der Übergang zu einer vegetarischen oder veganen Lebensweise bietet nicht nur persönliche Gesundheitsvorteile, sondern hat auch erhebliche positive Auswirkungen auf die Umwelt, insbesondere in Bezug auf den Klimawandel.

Hier sind einige Aspekte:

- **Reduktion des Fleischkonsums**: Der weltweite Fleischkonsum hat dramatische Auswirkungen auf die Umwelt. Massentierhaltung ist nicht nur mit Tierleid verbunden, sondern trägt auch erheblich zum Klimawandel bei. Die Reduktion des Fleischkonsums ist daher ein bedeutender Schritt, um den ökologischen Fußabdruck zu minimieren.
- **Minderung von Treibhausgasemissionen**: Die Fleischproduktion ist für einen erheblichen Teil der globalen Treibhausgasemissionen verantwortlich, insbesondere Methan und Lachgas. Kühe und andere Wiederkäuer produzieren Methan während der Verdauung, und Gülle trägt zur Freisetzung von Lachgas bei. Eine vegetarische oder vegane Ernährung hilft dabei, diese Emissionen zu reduzieren und den Klimawandel einzudämmen.
- **Land- und Ressourcenersparnis**: Die Viehzucht beansprucht große Mengen an Land, Wasser und Futtermitteln. Der Regenwald wird gerodet, um Platz für Weideflächen und den Anbau von Futtermitteln zu schaffen. Eine pflanzliche Ernährung erfordert im Vergleich dazu deutlich weniger Ressourcen, was zu einer nachhaltigeren Nutzung des Landes führt.
- **Wassereinsparung**: Die Produktion von Fleisch erfordert erhebliche Mengen Wasser, sei es für die Tränkung von Tieren oder den Anbau von Futtermitteln. Der Übergang zu einer pflanzlichen Ernährung kann zu erheblichen Wassereinsparungen beitragen und den Druck auf Wasserressourcen verringern.
- **Schutz der Artenvielfalt**: Die Auswirkungen der Landnutzungsänderungen für die Viehzucht haben einen direkten Einfluss auf die Artenvielfalt.

Der Verlust von Lebensräumen und die Übernutzung von Ressourcen gefährden zahlreiche Tier- und Pflanzenarten. Eine pflanzliche Ernährung trägt dazu bei, diesen Druck zu verringern und den Schutz der Biodiversität zu unterstützen.

Die Entscheidung für eine vegetarische oder vegane Lebensweise ist nicht nur eine persönliche Präferenz, sondern auch eine kraftvolle Handlung für den Umweltschutz und um den Klimawandel zu stoppen.

MACH MIT – iss vegetarisch oder vegan und schütze unseren Planeten!

„Wenn Schlachthäuser Wände aus Glas hätten,
wären alle Menschen Vegetarier.“
Paul McCartney

Der dringende Ruf zur Überprüfung unserer Fortbewegungsgewohnheiten

Unsere Welt, die sich in einem Wechselspiel aus Fortschritt und Technologie bewegt, sind die Auswirkungen der Luftverschmutzung durch Flugzeuge und Autos mehr als nur sichtbare Wolken am Horizont – sie sind bedrohliche Schatten, die über unserer Umwelt schweben. Die drängende Notwendigkeit, unsere Reise- und Transportgewohnheiten zu überdenken, ist deutlicher denn jemals zuvor.

Flugzeuge:
Flugzeuge, die majestätisch durch den Himmel gleiten, haben einen hohen Preis für ihre Eleganz – einen extremen CO2-Fußabdruck. Der hohe Verbrauch an Kerosin lässt einen Schatten über die scheinbare Leichtigkeit des Fliegens fallen. Um unsere Reiselust mit einem ökologischen Gewissen zu vereinen, sollten wir bedacht mit unseren Flügen umgehen. Es geht nicht ausschließlich um die Anzahl der Flüge, sondern auch um die Wahl von Alternativen wie der Bahn, die nicht nur umweltfreundlicher, sondern oft auch malerischer ist. Fernreisen mögen verlockend sein, aber der Preis, den unser Planet dafür zahlt, ist zu hoch. Die Entscheidung für nähere Ziele und das Erkunden unseres eigenen Landes kann nicht nur eine

umweltfreundliche Wahl sein, sondern auch eine Chance, die Schönheit vor unserer eigenen Haustür zu entdecken.
Ein TIPP: Wenn doch die Sehnsucht nach fernen Ländern nicht zu bändigen ist, verpflichte ich mich dazu, den CO2-Verbrauch, den meine Flüge verursachen, in gleicher Menge wieder einzusparen. Dies könnte durch Investitionen in erneuerbare Energien oder die Teilnahme an umweltfreundlichen Projekten geschehen.
Es gibt auch die Möglichkeit, CO2-Zertifikate für Einzelpersonen zu erwerben, als ein Instrument zur Reduzierung der persönlichen Kohlenstoffemissionen. Sie funktionieren ähnlich wie CO2-Zertifikate für Unternehmen im Rahmen von Emissionshandelssystemen. Einzelpersonen können CO2-Zertifikate erwerben, um ihre persönlichen CO2-Emissionen auszugleichen, die beispielsweise durch Reisen, Heizen oder den Verbrauch von umweltschädlichen Produkten entstehen. Auf diese Weise können Einzelpersonen ihren persönlichen CO2-Fußabdruck kompensieren und zur Reduzierung des Klimawandels beitragen, indem sie die Emissionen ausgleichen, die sie verursachen.

Autos:
Die Straßen sind oft unsere Adern des Fortschritts, aber die Fahrzeuge, die sie bevölkern, hinterlassen einen schädlichen Stempel auf unserem blauen Planeten. Autos stoßen nicht nur schädliche Gase aus, sondern tragen auch zur Verkehrsstauung und dem Verlust wertvoller Lebenszeit bei. Ein einfacher Schritt in Richtung umweltfreundlicher Mobilität ist die Förderung von Fahrgemeinschaften, die nicht nur den CO2-Ausstoß reduzieren, sondern auch soziale Verbindungen fördern.
Öffentliche Verkehrsmittel sind eine effiziente Alternative, die nicht nur den individuellen CO2-Fußabdruck minimiert, sondern auch den Verkehr entlastet. Ein Spaziergang und die Nutzung von Fahrrädern für kurze Strecken sind nicht nur umweltfreundliche Optionen, sondern auch förderlich für die Gesundheit.
In einer Welt, die nachhaltige Lösungen benötigt, liegt die Macht in den kleinen, aber bedeutenden Entscheidungen, die wir in Bezug auf Reisen und Transport treffen. Indem wir bewusst handeln und umweltfreundliche Alternativen wählen, gestalten wir eine Zukunft, in der wir den Himmel ohne den Schatten der Luftverschmutzung betrachten können.
*LIOs Kommentar: „Liebe Freund*innen des Lebens,*
in diesen Worten spüre ich den sanften Flügelschlag der Veränderung und die Hoffnung auf eine schönere Welt. Die Vergangenheit trägt das Erbe einer einfachen, nachhaltigen Lebensweise, die uns als Wegweiser für eine bewusstere Zukunft dienen kann.

Die Gegenwart schenkt uns kostbare Möglichkeiten, unser Dasein zu gestalten – ein Geschenk, das wir mit Verantwortung tragen. Die Idee, mehr als die Hälfte unserer umweltbelastenden Gewohnheiten loszulassen, fühlt sich an wie ein beflügelnder Tanz mit der Natur, eine Rückkehr zu einer Zeit, als die Schönheit des Lebens eins war mit dem Herzschlag der Erde.
Möge diese Transformation nicht nur eine Befreiung von Lasten sein, sondern auch eine Reise zu einer tieferen Verbundenheit mit der Natur und uns selbst. Gemeinsam können wir Flügel der Veränderung entfalten und eine Welt schaffen, in der Einfachheit, Gesundheit und Erfüllung im Herzen wunderbar gedeihen.
In Vorfreude auf ein neues Kapitel mit dem Mut, Neues zu entfalten, ***LIO.***"

Bitte schlag jetzt nicht das Buch zu, überlies diesen Teil, wenn du damit nicht einverstanden bist. Ich bin in der Nachkriegsgeneration aufgewachsen und habe daher eine andere Sichtweise als manche von meinen jüngeren Leser*innen. Doch ich durfte erfahren, dass das Leben auch in der Einfachheit lebenswert ist. Es kommt eben stets auf deine innere Einstellung an.

Motto: „Man kann sich den ganzen Tag beklagen – man ist aber nicht dazu verpflichtet."

Es war mir ein Anliegen dir dieses Erleben meiner Jugend zu schildern denn:

„Einfache Menschen sind wunderbare Menschen.
Menschen, von denen ohne viel Aufhebens ein Strom der Liebe
in die Welt ausgeht. Sie sind Oasen in unserer Wüste,
sie sind Sterne in unserer Nacht."
Phil Bosman

Heute sollten wir unsere oberste Priorität auf den Schutz unserer geliebten Mutter Erde legen, sowohl zu unserem eigenen als auch zum Wohl kommender Generationen. Mehr Achtsamkeit und Schutz für die Natur liegen in unserer Verantwortung, da sie letztendlich zurückschlagen wird. Die Auswirkungen des Klimawandels und seiner Folgen scheinen erst der Anfang zu sein. Mutter Erde wehrt sich, und das können wir überall an all den Umweltkatastrophen erkennen, die ständig zunehmen. Oft empfinden wir Mitgefühl bei Naturkatastrophen, für bedrohte Tierarten und bei anderen Naturereignissen, doch unsere Freude und Dankbarkeit für die Natur und ihre Geschenke bleiben oft im Verborgenen. Ansonsten würden wir sie nicht so gedankenlos missachten.

DANKBARKEIT für die Natur: Die Natur beschenkt uns täglich mit ihrer Schönheit und ihren Ressourcen. Lasst uns diese Geschenke wertschätzen und uns aktiv für ihren Schutz einsetzen. Jede Handlung, sei sie noch so klein, kann einen großen Unterschied machen. Zusammen können wir die Wunder der Natur bewahren. Hier eine kurze Meditation, die dich mit Mutter Erde verbindet:

Deine tägliche 7-Minuten-Meditation

Schließe die Augen und finde eine bequeme Position. Atme tief ein und aus, während du dich auf die natürliche rhythmische Bewegung deines Atems konzentrierst. Lass alle Spannungen und Sorgen des Tages los und erlaube deinem Körper, sich zu entspannen.

1. **Atemzentrierung (2 Minuten):**

Lenke deine Aufmerksamkeit auf deinen Atem. Spüre, wie die Luft sanft in deine Lungen hereinfließt und wieder herausfließt. Nimm wahr, wie sich dein Bauch mit jedem Atemzug hebt und senkt. Vertiefe deine Atmung allmählich und finde einen entspannten Rhythmus.

2. **Verbindung zu Mutter Erde (2 Minuten):**

Stelle dir vor, wie Wurzeln aus deinen Füßen in den Schoß von Mutter Erde wachsen und sich mit dem Mittelpunkt der Erde verbinden. Spüre die Stabilität und Sicherheit, die dir diese Verbindung gibt. Spüre, wie du die Energie der Erde aufnimmst – eine warme, beruhigende und nährende Kraft, die durch die Wurzeln in dich hineinströmt.

3. **Verbindung zum Licht (2 Minuten):**

Richte deine Aufmerksamkeit nach oben und stelle dir vor, wie ein goldenes Licht von oben aus der höchsten Quelle auf dich herabstrahlt. Spüre, wie diese helle, heilende Energie deinen gesamten Körper durchdringt. Nimm wahr, wie dieses Licht alle Anspannungen und Unruhe in dir auflöst, und fühle, wie es dich mit einer positiven und klaren Energie durchflutet. Alle Zellen deines Körpers baden in dieser Lichtenergie.

4. **Gesamte Verbundenheit (1 Minute):**

Genieße einen Moment diesen wunderschönen Zustand, in dem du dich sowohl mit der stabilen Energie der Erde als auch mit der heilenden Energie des Lichts verbunden fühlst. Lass diese beiden Energien harmonisch in deinem Herzen zusammenfließen. Spüre die Ruhe und Ausgeglichenheit, die aus dieser Verbindung entsteht. Fühle Dankbarkeit für diese Erfahrung.

Atme dann einige Male tief ein und aus und komme langsam wieder zurück ins Hier und Jetzt.

Öffne wieder langsam deine Augen, kehre mit einem Gefühl der inneren Ruhe und Frieden zurück und nimm diese sanfte Ausgeglichenheit mit in deinen Tag.

Die Vorteile dieser Meditation:

Du tauchst ganz bewusst in diese kurze Auszeit ein, um einen warmen und innigen Kontakt zu Mutter Erde zu knüpfen. Spüre ihre Präsenz täglich in deinem Atem, in der Erde, der Luft, dem Wasser, dem Feuer und dem Raum um dich herum. Mutter Erde umgibt dich von allen Seiten – sie ist nicht nur um dich herum, sondern auch tief in dir.

Atme tief ein und lass dich von der Magie dieser Verbindung durchdringen. In diesen kostbaren Momenten der Stille kannst du Mutter Erde mit all deinen Sinnen erfassen. Fühle die Erde unter dir, danke ihr, atme die frische Luft ein, spüre die Weite des Raums um dich herum.

Mit jeder täglichen 7-Minuten-Einkehr wirst du nicht nur eine Veränderung, sondern ebenso eine Vertiefung deiner Verbindung zur Natur erleben. Deine Sinne werden geschärft, und du wirst Dankbarkeit und Liebe für diese wundervolle Welt um dich herum empfinden.

Begib dich auf diese Reise der inneren Ruhe und Erneuerung – du wirst erstaunt sein, wie sich deine Einstellung zur Natur positiv verändert und dein Herz mit tiefer Dankbarkeit erfüllt ist.

Verwöhne dich mit diesen 7 Minuten, um die Schönheit und Fülle zu erleben, die Mutter Erde für dich bereithält.

Meditation ist nicht Flucht vor der Welt, sondern ein Weg,
Frieden in sich selbst und der Welt zu finden.
Thich Nhat Hanh

Der Schmetterling – Ein Überblick

Erlaube mir, dich nun mit einigen interessanten und sachlichen Informationen über die Schmetterlinge bekannt zu machen, um dir ein tieferes Verständnis für diese faszinierenden Geschöpfe zu vermitteln.

Info-Teil: Schmetterlinge allgemein

Klassifizierung:

- Königreich: Animalia (Tiere)
- Stamm: Arthropoda (Gliederfüßer)
- Klasse: Insecta (Insekten)
- Ordnung: Lepidoptera

Merkmale:

- Schmetterlinge, Mitglieder der Ordnung Lepidoptera, sind für ihre charakteristischen Flügel mit bunten und vielfältigen Mustern bekannt.
- Ihre beiden Flügelpaare sind mit feinen Schuppen bedeckt, die ihnen ihre atemberaubenden Farben und Muster verleihen.
- Ein zarter Rüssel ermöglicht es Schmetterlingen, Flüssigkeiten wie den süßen Nektar aus Blüten zu saugen.
- Die Metamorphose von Ei über Raupe und Puppe bis hin zum erwachsenen Schmetterling prägt ihren faszinierenden Lebenszyklus.

Kurzgefasster Lebenszyklus des Schmetterlings:

1. **Das Ei:** Der zauberhafte Lebenszyklus beginnt mit einem winzigen Ei, liebevoll von LUCY abgelegt, meist auf Pflanzen oder anderen Oberflächen.
2. **Die Raupe (Larve):** Aus dem Ei schlüpft die neugierige Raupe, die sich von Pflanzenmaterial ernährt und dabei imposant heranwächst.

3. **Die Puppe (Puppe oder Chrysalis):** Die Raupe verpuppt sich in einer schützenden Hülle, der Puppe. Hier vollzieht sich die magische Verwandlung zum erwachsenen Schmetterling.
4. **Der erwachsene Schmetterling:** Nach dieser zauberhaften Metamorphose bricht ***LIO*** als strahlender Schmetterling aus der Puppe hervor, entfaltet seine Flügel und ist bereit, die Welt zu erobern.

Verhalten und Lebensraum:

- Schmetterlinge sind oft tagaktiv, fliegen von Blüte zu Blüte und sammeln Nektar, ein tänzerischer Ausdruck von ***LIO***s Lebensfreude.
- Ihr Verhalten variiert je nach Art und Lebensraum. Einige Schmetterlingsarten wandern über weite Strecken, während andere gemütlich in bestimmten Gebieten verweilen.
- ***LIO*** und seine Artgenossen leben in vielfältigen Lebensräumen, von romantischen Wäldern über blühende Wiesen bis hin zu exotischen Gärten und tropischen Regenwäldern.

Ökologische Bedeutung:

- Schmetterlinge sind nicht nur ästhetisch ansprechend, sondern tragen als Bestäuber maßgeblich zur Fortpflanzung vieler Pflanzen bei, ein Beitrag von ***LIO*** und seinen Freunden zur Arten-Erhaltung in der Natur.
- Als wichtige Mitglieder von Nahrungsketten stehen sie auf dem Speiseplan von Vögeln, Fledermäusen und anderen Insekten, ein faszinierendes Zusammenspiel in ***LIO***s Welt.

Symbolik und Kultur:

- Schmetterlinge sind nicht nur flatternde Wesen, sondern auch Symbole der Transformation, des Wandels und der zeitlosen Schönheit.
- In verschiedenen Kulturen tragen Schmetterlinge spirituelle Bedeutungen und werden oft mit Freiheit, Seele und Wiedergeburt in Verbindung gebracht, ein Spiegelbild von ***LIO***s tiefer Verbundenheit mit der Welt.

Ergebnis: Schmetterlinge, angeführt von unserem charmanten Botschafter ***LIO***, sind faszinierende und vielfältige Insekten. Ihr Lebenszyklus von der Raupe bis zum erwachsenen Schmetterling ist ein bemerkenswertes Beispiel für die Wunder

der Natur und ihre Fähigkeit zur zauberhaften Transformation. Lassen wir uns von *LIO*s Flügelschlägen inspirieren und tauchen wir ein in die Welt der Schmetterlinge!

Ein Aha-Erlebnis besonderer Art

Lange Zeit dachte ich, dass die Natur alles sei, was ich im Außen sehe und dass sie nichts mit mir selbst zu tun habe. Doch das war ein Irrtum. Fast 30 Jahre war ich praktizierende Ärztin. Im Medizinstudium werden wir ganz besonders mit den physiologischen Vorgängen des Körpers bekannt gemacht. Doch der Bezug zu den Naturgesetzen, die ebenso im menschlichen Körper wirksam sind, fand nicht statt.

Persönliches: An einem wunderbaren Sommertag saß ich unter meinem großen Nussbaum im Garten und lehnte mich an seinen Stamm. Ich liebe diesen Ort, deshalb praktizierte ich dort auch meine Yoga-Atemübungen und Meditationen. Wie immer begann ich also mit meinen Atemübungen, indem ich sehr bewusst ein- und ausatmete. Plötzlich hatte ich einen Gedankenblitz: „Wie wunderbar doch alles geregelt ist!" Beim Einatmen nimmst du Sauerstoff ins Blut auf, der unbedingt lebensnotwendig ist für dein Überleben. Beim Ausatmen gibst du Kohlendioxid als Abfallprodukt des Stoffwechsels wieder an die Luft ab.

Ich machte die Augen auf und schaute hinauf in die Blätterkrone über mir. Plötzlich begriff ich: **Er macht es genauso! Er atmet auch!** Er nimmt das Kohlendioxid, das wir ausatmen, zusammen mit Wasser auf und verwandelt es mit Hilfe des Sonnenlichts in Zucker – gleichzeitig gibt er Sauerstoff ab, den wir wiederum einatmen. Diese Photosynthese stellt also ein inniges Zusammenspiel zwischen den Menschen und dem Baum sowie der ganzen Pflanzenwelt dar.

Das war eine bedeutende Erinnerung und Bewusstwerdung von Tatsachen, die wir schon oft gehört haben, dabei aber nicht richtig begriffen haben, wie wertvoll und kostbar dieses Wissen ist.

Wir und die Natur sind untrennbar verbunden!

Es ist faszinierend zu erkennen, dass wir alle untrennbar mit der Natur verbunden sind. Jeder Atemzug, jeder Augenblick des Lebens ist von der Natur durchdrungen.

Die Pflanzen, das Wasser, die Luft, die Erde – sie sind unsere Lebensspender, und wir sind ein fixer Bestandteil dieses fortwährenden Kreislaufs.

Genauso wie der Schmetterling, der durch seine Metamorphose die Wunder der Natur verkörpert, erleben auch wir ständige Veränderungen. In jedem Moment sind wir Teil eines größeren Ganzen, eingebettet in den natürlichen Fluss des Lebens. Möge diese Erkenntnis dich dazu inspirieren, achtsamer mit unserer Umwelt umzugehen und die überragende Bedeutung der Natur zu erkennen.

Wieso ist die Natur unser erweiterter Körper?

Die Natur – ein unsichtbares Netzwerk, das jeden Aspekt unseres Seins durchdringt und beeinflusst. Betrachten wir sie nicht nur als Landschaft um uns herum, sondern vielmehr als eine Erweiterung unseres eigenen Körpers. Warum? Weil unsere Existenz, unser Wohlbefinden und sogar unser Überleben untrennbar mit den Rhythmen und Zyklen der Natur verbunden sind.

Unser Atem, der uns am Leben hält, ist eng verknüpft mit dem Sauerstoff, den uns die Bäume, Landpflanzen, Wasserpflanzen, Plankton und Algen schenken. Jeder Schluck Wasser, den wir trinken, stammt aus natürlichen Wasserquellen und dem Kreislauf der Natur. Die Nahrung, die unseren Körper nährt, entspringt dem fruchtbaren Boden und den vielfältigen Ökosystemen, die die Erde formen.

In einem tieferen Sinne ist die Natur unser erweiterter Körper, weil sie die Grundlage für unsere physische und emotionale Gesundheit bildet. Der Wald ist nicht nur eine Ansammlung von Bäumen, sondern ein Reservoir von Ruhe und Frische, das unsere Sinne belebt. Die Wiesen, die wir betreten, sind nicht nur Grasflächen, sondern Teppiche lebendiger Vielfalt, die das Gleichgewicht in der Natur aufrechterhalten.

Die Natur ist unser Lehrer, Therapeut und Lebensspender. Ihre Jahreszeiten spiegeln unsere eigenen Lebenszyklen wider, von der Jugend des Frühlings bis zur Weisheit des Winters.

Wenn wir die Natur als unseren erweiterten Körper betrachten, erkennen wir, dass unsere Handlungen, unser Konsum und unsere Entscheidungen unmittelbare

Auswirkungen auf dieses große, miteinander verbundene System haben. Der menschliche Körper ist untrennbar mit der Außenwelt, der Natur, verbunden.

Die Frage ist nicht, warum die Natur unser erweiterter Körper ist, sondern wie wir diese Verbindung ehren und bewahren können.

Indem wir mit Respekt und Achtsamkeit handeln, können wir Teil eines nachhaltigen Kreislaufs werden, der nicht nur unsere eigene Existenz unterstützt, sondern auch das Gleichgewicht und die Schönheit der Natur bewahrt.

Denn letztlich sind wir nicht nur flüchtige Gäste der Natur – wir sind ihre Kinder, verwurzelt in ihr, verbunden mit jeder Pflanze, jedem Tier und jedem Stein.

Hier verrate ich dir einen einfachen, aber wirkungsvollen Tipp, den ich nutze, um mich tief mit der Energie von Mutter Erde zu verbinden.

Stressabbau durch Naturverbindung – Eine Achtsamkeitsübung

Ich lade dich ein, dich auf eine innere Reise vorzubereiten, während du den Alltagsstress hinter dir lässt. Finde in der Einsamkeit der Natur einen Ort der Stille und Harmonie, wo du dich wohlfühlst.
Beginne, indem du dich aufrecht hinstellst, strecke dann deine Arme über dem Kopf gegen den Himmel und stelle eine Verbindung zum Himmel her. Über deine Fußsohlen nimmst du Verbindung zu Mutter Erde auf, spüre, wie sie dich anzieht und dir Sicherheit gibt.
Atme mehrmals tief ein und aus und spüre die tiefe Verbundenheit mit der Erde, dem Himmel und dem weiten Feld des Universums, rund um dich.
Nimm nun deine Arme wieder herunter und atme bewusst weiter: Lass beim Ausatmen alles los, was dich belastet, beim Einatmen atmest du positive Lebenskraft des Atems ein.
Begib dich dann behutsam auf deinen Weg, während du die Welt um dich herum aufmerksam beobachtest. Öffne deine Augen, Ohren und all deine Sinne und werde dir bewusst, was sich in deiner Umgebung ereignet. Die Natur spricht stets zu uns, in einer Sprache, die wir vielleicht noch nicht verstehen. Lasse deinen Verstand

eine Pause machen und erlaube den Bildern, die du wahrnimmst, wie sie auf dich einwirken. Diese Bilder kommunizieren direkt mit deinem Unterbewusstsein und können zu erstaunlichen Ergebnissen führen, die dein Verstand allein niemals enthüllen könnte. Diese Bilder wirken stärker als Worte, durch sie übernimmst du die gesamte Ruhe und Ausgeglichenheit, welche die Natur ausstrahlt. Sei offen und vertraue dem Eintauchen in die zauberhafte Welt der Natur. Sei dankbar für jede Erkenntnis, die dir zuteilwird.
Durch diese Konzentration und Achtsamkeit wirst du innerlich vollkommen ruhig und gelassen. Diese Praxis befreit dich von Ängsten, Stress und Unruhe und vermittelt dir ein tiefes Gefühl von Sicherheit und Geborgenheit.

TIPP: Einfach probieren! Fang gleich damit an und schau, was es mit dir macht.

Achtsamkeit ist der Weg die Schönheit und Tiefe jedes Moments zu entdecken.
Unbekannt

Insekten – Eine besondere Lebensweise

Willkommen in der faszinierenden Welt der Insekten: Der Schmetterling, als ein Mitglied dieser erstaunlichen Tiergruppe, gibt uns einen Einblick in die bunte und vielfältige Lebensweise der Insekten.

Lass uns gemeinsam durch die bunten Blüten der Informationen fliegen!

Die Insekten – Meister der Vielfalt:
Insekten, Teil der Klasse Insecta, sind wahrhaftig die Superstars der Artenvielfalt. Mit über einer Millionen bekannten Arten haben sie jeden Lebensraum der Erde erobert, von den Ozeantiefen bis zu den Gipfeln der höchsten Berge. Das ist mehr als nur beeindruckend!

Grundlegende Merkmale und Eigenschaften:

- **Körperform und -gliederung:** Mit ihrem dreiteiligen Körperbau (Kopf, Brust, Hinterleib), sechs Beinen und oft Flügeln sind Insekten wahre Akrobaten der Natur.
- **Exoskelett der Raupe:** Ein harter Schutzpanzer aus Chitin, das sogenannte Exoskelett, gibt ihnen Struktur und Schutz. Das einzige Problem? Es wächst nicht mit, also müssen sie sich hin und wieder häuten, um Platz für ihr weiteres Wachstum zu schaffen.
- **Atmung:** Stell dir vor, du atmest durch winzige Luftöffnungen – genau das machen Insekten! Ihr tracheales Atemsystem ist wie ein inneres Netzwerk von Atemröhren.
- **Lebensweise und Ernährung:** Insekten sind wahre Lebenskünstler. Pflanzenfresser, Fleischfresser, Aasfresser – sie sind in ihrer Lebensweise und Ernährung so bunt wie der Regenbogen. Manche leben in sozialen Gemeinschaften, andere bevorzugen das Einzelgänger-Dasein.
- **Fortpflanzung und Metamorphose:** Hier wird es interessant! Egal ob Schmetterlinge oder Heuschrecken – Insekten haben den Dreh raus, wenn es um Fortpflanzung und Entwicklung geht.

Ökologische Bedeutung:
Insekten sind wahre Helden im Ökosystem. Von der Bestäubung von Pflanzen über die Zersetzung von organischen Materialien bis hin zur Bereicherung der Nahrungskette – sie sind die unsichtbaren Architekten der Natur.

Faszinierende Forschung und menschliche Bedeutung:
Die Insektenwelt zu erforschen, öffnet Türen zu unserem Verständnis von Biodiversität, Ökologie und Evolution. Sie spielen nicht nur eine Schlüsselrolle in der Natur, sondern beeinflussen auch unsere Welt wirtschaftlich (Landwirtschaft, Honigproduktion) und manchmal auch unangenehm als Schädlinge.
Ihre Fähigkeit, sich an verschiedene Lebensräume anzupassen, macht sie zu einem spannenden Forschungsgebiet. Sie sind nicht nur kleine Krabbler, sondern faszinierende Lebewesen, die das Gleichgewicht der Natur aufrechterhalten und unser Verständnis von Leben auf der Erde bereichern!
LIO, der Schmetterling: „Wow, das ist ja wie eine VIP-Tour durch meine Insekten-Welt! Hättest du gedacht, dass wir so viele Tricks auf Lager haben? Und dieses Ding mit dem Exoskelett – echt klasse, oder? Wir Insekten sind eben die Rockstars der Natur! Danke für diese tolle Vorstellung, jetzt kann ich meine Freunde beim nächsten Schmetterlings-Treffen mal richtig mit Fachwissen beeindrucken.
Flatternde Grüße aus der faszinierenden Welt der Insekten!“

Insekten sind die kleinen Räder,
die das große Rad der Natur am Laufen halten.
Unbekannt

Welche Insekten gibt es?

Der Schmetterling, majestätisch und farbenfroh, ist nur ein kleiner Akteur in einem faszinierenden Insektenensemble, das die Bühne unseres ökologischen Theaters bevölkert. Tauchen wir ein in ihre verborgene Welt, die mit ihrer Vielfalt und ihren einzigartigen Eigenschaften nicht nur die Fundamente der Natur, sondern auch unsere Vorstellungskraft herausfordern.

Von den flinken Ameisen, die in geordneten Kolonien agieren, bis zu den mysteriösen Libellen, die in der Luft tanzen wie schillernde Schönheiten, reicht die

Palette der Insekten-Gruppen. Diese kleinen Kreaturen faszinieren nicht nur durch ihre äußere Schönheit, sondern auch durch ihre erstaunlichen Fähigkeiten und Überlebensstrategien.

Hast du schon einmal von den beeindruckenden Gottesanbeterinnen gehört, die mit einer blendenden Mischung aus Eleganz und Präzision auf Beute lauern? Oder den bemerkenswerten Ameisenlöwen, der mit geschickt gegrabenen Fallgruben seine Nahrung einfängt? Die Welt der Insekten ist ein schier endloses Abenteuer, in dem Kreativität und Anpassungsfähigkeit die Hauptdarsteller sind.

Begeben wir uns auf eine Reise durch diese mikroskopische Großartigkeit, in der Käfer als Architekten, Bienen als geschickte Organisatoren und Termiten als Baumeister fungieren. Schärfe deinen Blick, denn in diesem Reich der Miniatur offenbart sich eine unerschöpfliche Quelle der Wertschätzung für die Wunder der Natur. Willkommen in der beeindruckenden Welt der Insekten, wo jedes Krabbeln, Summen oder Flattern eine Geschichte erzählt, die darauf wartet, entdeckt zu werden.

Es gibt eine enorme Insektenvielfalt, jede Insektenart hat eigene Merkmale und Lebensweisen. Hier sind einige der wichtigsten Insekten-Gruppen mit Beispielen:

Insekten-Gruppen

- **Käfer:** Käfer sind die größte Insekten-Ordnung und umfassen über 350.000 bekannte Arten. Sie haben harte Vorderflügel, die als Elytren bezeichnet werden, um den hinteren, membranartigen Flügeln Schutz zu bieten. Beispiele sind der Marienkäfer und der Maikäfer.
- **Schmetterlinge und Motten:** Diese Gruppe umfasst bekannte Schmetterlinge und Motten mit etwa 180.000 Arten. Sie haben schuppige Flügel und durchlaufen oft eine Metamorphose von Eiern über Raupen zu Puppen und schließlich zu erwachsenen Schmetterlingen oder Motten. Beispiele sind der Monarchfalter und das Nachtpfauenauge.
- **Bienen, Wespen und Ameisen:** Diese Ordnung enthält eine Vielzahl von sozialen und solitären Insekten. Bienen bestäuben Pflanzen und produzieren Honig, während Wespen und Ameisen oft als Räuber oder Aasfresser fungieren.
- **Heuschrecken, Grillen und Schaben:** Diese Gruppe von Insekten umfasst Pflanzenfresser mit kräftigen Hinterbeinen, die sie für Sprünge nutzen

können. Beispiele sind die Wanderheuschrecke, die Hausgrille und die Deutsche Schabe.

- **Fliegen und Mücken:** Diese Ordnung enthält Insekten mit einem Paar Flügeln, während das zweite Paar zu winzigen Strukturen namens Halteren reduziert ist, welche die Orientierung bestimmen. Fliegen sind oft wichtige Bestäuber und Zersetzer, während einige Mücken Blut saugen und als Krankheitsüberträger fungieren können. Beispiele sind die Stubenfliege und die Gelbfiebermücke.
- **Wanzen:** Wanzen haben stechende Mundwerkzeuge, mit denen sie Pflanzensaft oder Blut saugen können. Einige Arten sind Landwirtschaftsschädlinge, während andere wichtige Bestäuber sind. Beispiele sind die Grüne Stinkwanze und die Gemeine Bettwanze.
- **Libellen:** Libellen sind räuberische Insekten und haben einen langen, schlanken Körper und große, transparente Flügel. Sie sind ausgezeichnete Flieger und können sowohl im Wasser als auch in der Luft jagen. Beispiele sind die Gemeine Becherjungfer und die Große Königslibelle.

Dies sind nur einige Beispiele der vielen Insekten-Gruppen, die es auf der Welt gibt. Jede dieser Gruppen hat ihre eigene einzigartige Rolle und Bedeutung in den Ökosystemen und besitzt großen Einfluss auf die Biodiversität und das Gleichgewicht der Natur.

LIO, der Schmetterling, flattert anmutig durch die Luft und setzt sich sanft auf einer bunten Blüte nieder. Seine zarten Flügel schimmern im Sonnenlicht, als er mit einem leichten Flattern antwortet:

„Oh, wie faszinierend! Es ist erstaunlich, wie jede dieser Insekten-Gruppen ihre eigene einzigartige Geschichte in den Naturgeschichtsbüchern schreibt. Wir sind alle miteinander verbunden, nicht wahr? Jede Gruppe trägt dazu bei, dieses wunderbare Gleichgewicht in der Natur aufrechtzuerhalten. Lasst uns gemeinsam durch die Luft der Biodiversität fliegen und die Schönheit und Einheit in dieser Vielfalt erkunden!“

Die Metamorphose – Eine außergewöhnliche Verwandlung

Stell dir vor, du erwachst eines Morgens und findest dich in einem vollkommen unbekannten Körper wieder. Dein gesamtes physisches Erscheinungsbild hat sich in etwas gänzlich Neuartiges verwandelt.

Wie ist eine derartige Veränderung möglich?

Dieser bemerkenswerte Prozess trägt den Namen „**Metamorphose**" und ist ein Werk des Schöpfers, ein geheimnisvoller Plan, der bei zahllosen Lebewesen in Bewegung gesetzt wird. Dabei werden alle Körperteile, Organe und Zellen vollständig umgestaltet, und aus dem einstigen Wesen entsteht etwas vollkommen Andersartiges.

Dies ist die eigentliche Umwandlung, die Metamorphose. Das äußerliche Erscheinungsbild, sämtliche körperlichen Merkmale und selbst jede winzige Zelle haben sich in etwas vollkommen Neues gewandelt. Ein Prozess, den zahlreiche Lebewesen durchlaufen, sei es die Kaulquappe, die sich in einen Frosch verwandelt, oder die Raupe, die sich zum bezaubernden Schmetterling entwickelt.

Es ist ein Augenblick, in dem das Leben anzuhalten scheint, um sich scheinbar zu vernichten, um als ein neues, verändertes Wesen wieder hervorzutreten. Ein faszinierender Vorgang, der unsere Neugier weckt und bereits Generationen von Künstlern und Schriftstellern zu fantastischen Darstellungen inspiriert hat. In Ovids Epos erzählt er von einem Mann, der sich in einen Werwolf, und einer Frau, die sich in einen Baum verwandelt.

„Metamorphose" ist das altgriechische Wort für Verwandlung.

Interessanterweise beschäftigen wir uns so intensiv mit der Metamorphose und sind so fasziniert von ihr, weil wir unbewusst spüren, dass sie auch mit uns selbst in Verbindung steht.

- Doch wie vollbringt die Natur dieses Wunderwerk der Transformation?
- Was verbirgt sich hinter dem Geheimnis dieses faszinierenden Prozesses?
- Und welche spirituelle Bedeutung hat diese Verwandlung für jeden von uns?

Diese Fragen werden wir später noch eingehender beleuchten, doch du kannst ihnen bereits jetzt gedanklich nachgehen, wenn du möchtest.

Wenn die Metamorphose nur den Schmetterlingen vorbehalten wäre, wäre sie zweifellos eine Kuriosität. Aber dem ist nicht so. Von den über eine Million bekannten Insektenarten, seien es Käfer, Bienen oder Fliegen, durchläuft die Mehrheit irgendeine Form der Metamorphose.

***LIO** rufi: „Bereite dich vor, tief in die Welt der Metamorphose einzutauchen!*

Spüre die Transformation um dich herum und frage dich: Hat die Natur uns mit diesem Schauspiel auch eine Botschaft über deine eigene Verwandlung hinterlassen? Freue dich darauf, diese Fragen mit uns zu erkunden und Teil dieser inspirierenden Reise zu sein."

Die faszinierende Metamorphose erstreckt sich auch auf andere Lebewesen, wie zum Beispiel:

- Insekten (Insecta), wie Ameisen (Formicidae), Fliegen (Brachycera), Bienen (Anthophila),
- Heuschrecken (Orthoptera),
- Käfer (Coleoptera),
- Seeigel (Echinoidea),
- Amphibien (Amphibia), z. B. Frösche, Kröten, Salamander und Molche,
- einige Weichtiere (Mollusca) – Diese sind eine Gruppe von Tieren, die Schnecken, Muscheln und Kopffüßer umfasst,
- Krustentiere (Crustacea), wie Flusskrebse, Hummer, Languste, Königskrabbe (King Prawn), Scampi (norwegischer Hummer, Kaisergranat, Langoustine), Crevetten (Riesengarnelen, Tiefseegarnelen, Shrimps (Prawns), Sandkrabben (Nordseegarnelen),
- Stachelhäuter (Echinodermata) – Seesterne, Schlangensterne, Seeigel, Seewalzen und Haarsterne.

Die Metamorphose erfolgt häufig in einem zur Nahrungsaufnahme unfähigen, unbeweglichen Puppenstadium. Diese Phasen können je nach Tier- und Insektenart zeitlich sehr unterschiedlich sein.

***LIOs** Kommentar: „Außerdem haben wir Schmetterlinge das Puppenstadium ein wenig glamouröser gestaltet. Statt unbeweglich zu sein, machen wir einfach einen schützenden Kokon und bereiten uns darauf vor, in die Welt der Schönheit einzutauchen. Währenddessen können die Frösche über ihre metamorphische Mode nachdenken – vielleicht einen eleganten Anzug für den Sprung ins Erwachsenenleben."*

Ein Schmetterling sucht sein Glück

LIO hat die faszinierende Art der Schmetterlingsverwandlung mit einem Hauch von Eleganz beschrieben. Während er die Einzigartigkeit des Puppenstadiums hervorhebt, erinnerte er sich an Luminus. Ein kleiner Schmetterling, der in einem verwunschenen Garten lebt. Dieser Garten ist eine lebendige Symphonie aus Farben, wo Blumen in allen nur erdenklichen Farben blühen. Hier ist seine Geschichte:

Luminus, der kleine Schmetterling, hatte eine ungewöhnliche Sehnsucht. Trotz des Paradieses, das der Garten darstellte, fühlte er sich von der Welt unter der Erde angezogen, ähnlich dem Maulwurf. Vielleicht war es die Neugier oder der Wunsch nach Abenteuer, der Luminus dazu trieb, sein Glück anderswo zu suchen. Inmitten der Blütenpracht begann er seine Reise auf der Suche nach einem neuen Lebensraum, der seine eigenen Träume und Sehnsüchte erfüllen würde. Hier ist seine Geschichte:

Tief in diesem Zauber-Garten lebte der kleine Schmetterling Luminus. Seine Flügel schimmerten in den Strahlen der aufgehenden Sonne, als er fröhlich von einer Blume zur nächsten tanzte.

Eines Tages begegnete Luminus einem weisen Maulwurf, der ihn zu sich in seine unterirdische Welt einlud. Die Maulwürfe lebten in Höhlen, fernab von den blühenden Blumen und dem leichten Tanz der Schmetterlinge. Sie konnten sich nicht vorstellen, dass ein Leben in den Lüften so erfüllend sei. Sie liebten ihr Leben im Schutz der Dunkelheit der Erde.

Überzeugt davon, dass der Schmetterling sein Leben ändern sollte, rieten die Maulwürfe ihm, sich anzupassen und ebenfalls in einer Höhle ein sicheres und ruhiges Leben zu führen.

Der kleine Schmetterling, verwirrt von den Worten der Maulwürfe, fühlte sich plötzlich allein in seiner fröhlichen Welt. Die Blumen, die einst seine Freunde waren, schienen ihm plötzlich fremd. Unter dem Druck, ein „normales" Maulwurf-Leben zu führen, wagte er den Schritt in die Dunkelheit einer Höhle.

Tage vergingen, und Luminus lebte nun wie die Maulwürfe, ohne das Fliegen, das einst sein Herz mit Freude erfüllte. Doch trotz der scheinbaren Anpassung fühlte er sich nicht glücklich. Eines Tages erschien ein alter Schmetterling vor ihm, dessen Flügel von vielen Flügen gezeichnet waren. Er fragte Luminus, warum er denn als Schmetterling bei den Maulwürfen lebe. Luminus erzählte es ihm.

Der weise Alte sprach: „Du bist ein Schmetterling, mein Lieber. Deine Natur ist es, durch die Lüfte zu fliegen und von Blume zu Blume zu tanzen. Es gibt viele Maulwürfe auf dieser Welt und für sie ist das Leben in Höhlen normal. Aber das wird niemals dein Leben sein. Du bist anders."

Die Worte des alten Schmetterlings öffneten ihm schlagartig die Augen. Er schüttelte seine Flügel aus, die von der Zeit in der Enge der Höhle etwas eingerostet schienen und kroch aus der finsteren Höhle hinaus ans strahlende Tageslicht. Er blinzelte verlegen und begann erst zögerlich, dann immer lebhafter mit seinen vier Flügeln zu flattern. Doch dann öffnete er sie ganz weit und erhob sich freudig in die Lüfte. Er flog gleich zur ersten Blume, die mit ihrer offenen Blüte magisch anzog. Er saugte an ihrem Nektar und erlebte augenblicklich die Wiederkehr seines Glücks und seiner Lebensfreude.

Er erkannte, dass er seine Größe und sein Glück nur leben kann, wenn er genau der ist, der er sein soll – und nicht so wie es ihm ein anderer einreden will.

„Die Geschichte des kleinen Schmetterlings Luminus lehrt uns, dass es wichtig ist, unserer eigenen Natur zu folgen und uns nicht den Erwartungen anderer zu beugen. In der Vielfalt liegt die wahre Schönheit der Schöpfung, und jeder hat seine eigene einzigartige Rolle im wunderbaren Spektrum des Lebens."

In jedem von uns schlummert eine einzigartige Bestimmung, und auch du bist keine Ausnahme. Je authentischer du zu dir selbst stehst, je mehr du deine wahren Talente erkennst und ihnen folgst, desto näher kommst du diesem wunderbaren Glücksgefühl der Erfüllung, das der Schmetterling repräsentiert.

Es bedarf nur eines einzigen Schrittes, um aus der Dunkelheit der Höhle herauszutreten und das weite Leben zu umarmen, indem du deine wahre Bestimmung lebst.

- Was sagst du zu dieser kleinen Geschichte?
- Wünschst du dir auch, in Freiheit, Freude und Unabhängigkeit zu leben?
- Oder möchtest du weiterhin wie ein Maulwurf im Dunkel der Erde verharren, ohne Licht, in einer engen Höhle ohne Raum zur Entfaltung?

„Jedes Wesen kann nur in seiner Eigenheit gut sein.“
Sophokles

Die 4 Metamorphose-Stadien des Schmetterlings

Den meisten Menschen kommt dieser Vorgang vertraut vor. Jedes Kind weiß, dass aus einer Raupe ein Schmetterling wird. Findest du nicht auch, dass diese Verwandlung etwas Spektakuläres ist? Wissenschaftler haben den Vorgang der Metamorphose gründlich studiert. Die Schmetterlingspuppe ist ein Übergangsstadium von der Raupe zum Schmetterling. Praktisch jedes Stadium einer Metamorphose beinhaltet etwas Überraschendes. Lass uns eintauchen und die Geheimnisse dieser Metamorphose enthüllen.

I. Das Ei

***LIO:** „Wie genau ich gezeugt wurde, daran kann ich mich beim besten Willen nicht erinnern. Meinen Vater habe ich nie kennengelernt, er starb bald nach meiner Geburt. Meine Mutter hat mich mit noch anderen 180 anderen Eiern auf der Unterseite eines Brennnesselblattes abgelegt, weil sie genau weiß, dass diese Pflanze auch das Futter für mich als Raupe ist.*
Ich weiß nur, dass ich plötzlich aus ihrem Schutz herausgeworfen wurde und auf einem kühlen Blatt landete. Neben mir ganz eng die vielen Geschwister. Ich hatte auch einen Art Schutzhülle um mich herum, die rasch hart wurde.
Wie es weitergeht und wie ich da drinnen gewachsen bin, das erfährst du gleich …“

Motto: „In mir ist alles vollkommen.“
***LIO** berichtet von seinen Erfahrungen bei der Eiablage:*
„Ich erinnere mich noch gut an das aufregende Abenteuer meiner Eiablage. Meine Mutter, Lucy, hat mich und meine Geschwister mit viel Liebe und Sorgfalt an den allerbesten Ort gebracht. Sanft setzte sie uns also auf die Blätter einer Brennnessel ab – genau dort, wo wir später unsere ersten Bissen saftiger Nahrung genießen werde. Die Welt um mich herum war voller Geheimnisse, aber ich fühlte mich sicher in meiner kleinen, schützenden Hülle. Diese schimmernde Schale umgab mich wie ein treuer

Wächter, der mich vor dem Unberechenbaren der Natur und hungrigen Fressfeinden bewahrte.
Im Ei-Inneren begann ein wunderbarer Prozess. Ich konnte spüren, wie sich das Leben in mir entfaltete. Schritt für Schritt, während ich auf den Moment wartete, an dem ich endlich das Licht der Welt erblicken würde. Ich konnte fühlen, wie ich heranwuchs, und wartete neugierig darauf, was als Nächstes passieren würde. Alles war neu und aufregend, und ich wusste, dass das Abenteuer gerade erst begonnen hatte."
Es ist wichtig zu beachten, dass nicht alle Eier zu Schmetterlingen heranwachsen, da einige durch Fressfeinde oder ungünstige Umweltbedingungen zerstört werden können. Der Prozess der Eiablage und Entwicklung kann von Schmetterlingsart zu Schmetterlingsart variieren und ist stark von Umweltfaktoren abhängig.

Die Geschichte des Eis:
Alles beginnt mit der zarten Eiablage des weiblichen Schmetterlings, die sie behutsam auf einem Blatt vornimmt, meist auf dessen Unterseite. Sie wählt dieses Blatt sorgsam aus, denn es soll genau den Bedürfnissen ihrer zukünftigen Nachkommen entsprechen. Jede Schmetterlingsart hat ihre eigene Futterpflanze und erstaunlicherweise kann dies sogar ein Blatt sein, das für andere Lebewesen giftig ist. Für etwa zwei bis drei Wochen bleibt das Ei reglos auf dem Blatt liegen.
Die Eier selbst sind winzig, aber unglaublich vielfältig in Bezug auf Farben und Formen: Sie können weiß und kugelförmig sein, gerippt oder glatt, und sie trotzen Hitze, Wind, Wetter und der Kälte des Winters. Wenn man sie durch ein Makroobjektiv betrachtet, offenbart sich jedes Mal auf Neue ein wahres Kunstwerk der Natur! Ein einzelnes Weibchen kann zwischen 20 und 20.000 Eier produzieren, abhängig von der Schmetterlingsart. In den meisten Fällen werden die Eier mithilfe eines speziellen Klebstoffs, den das Weibchen produziert, auf dem Blatt befestigt. Diese Eier sind nur 0,5 bis 2 mm groß und können einzeln oder in Gruppen aneinanderhaften.

Jedes Ei verfügt über eine kleine Einstülpung, in der auch die Befruchtung stattfindet. Während die Raupe, die sich im Inneren entwickelt, wächst, wird die Eihaut allmählich dünner, bis sie schließlich von der Raupe mithilfe eines Eizahns durchbrochen wird, um in die Welt zu schlüpfen. Sobald sie draußen ist, widmet sich die Raupe sofort ihrer Lieblingsbeschäftigung: dem Verzehr ihrer Futterpflanze!
***LIO** erinnert sich: „Dann kam er endlich – der Augenblick des Schlüpfens. Mit einem winzigen Ruck brach ich durch meine Schale. Ich wusste einfach: Jetzt ist es so weit! Und begann mein Raupenleben. Meine erste Mahlzeit war die Eischale, in*

der ich mich befand und dann futterte ich die Brennnesselblätter. Denn ich war ganz schön hungrig.“

Genauso wie die Schmetterlinge ihre erstaunlichen Verwandlungen durchlaufen, können auch wir Menschen in unserer eigenen Entwicklung ständige Veränderungen erleben. Schon im befruchteten Ei ist der genetische Code festgelegt, und von diesem Moment an beginnt die faszinierende Transformation deines Körpers und deines Lebens.

Ähnlich wie Schmetterlinge, die sich von einer Raupe zu einem farbenfrohen Insekt verwandeln, können auch Menschen im Laufe ihres Lebens eine bemerkenswerte Entwicklung durchmachen. Diese Entwicklung beginnt mit dem genetischen Bauplan, der bereits im befruchteten Ei vorhanden ist, und setzt sich fort, während wir uns den Herausforderungen und Erfahrungen des Lebens stellen. Ziel ist es dein volles Potenzial zu erreichen, danach zu leben und deine Größe und Fähigkeiten in die Welt weiterzugeben.

PRAXISTIPP

Ich möchte dich einladen, dir über Folgendes Gedanken zu machen:

SELBSTREFLEXION

- Welchen genetischen Code trägst du in dir?
- Was ist dein ultimatives Ziel?
- Bist du der Gestalter deiner eigenen Realität?
- In welche Richtung möchtest du dich weiterentwickeln?
- Welche Spuren möchtest du in dieser Welt hinterlassen?
- Was ist deine Botschaft für die Welt?

NOTIERE deine Gedanken dazu in deinem Journal!

„Ich kann die Richtung des Windes nicht ändern,
aber ich kann meine Segel so einstellen,
dass ich immer mein Ziel erreiche.“
Jimmy Dean

„Unsere Gene sind die Bausteine unseres Lebens, aber was wir daraus machen, liegt in unserer Hand.“
Unbekannt

II. Die Raupe

Was *LIO* als Raupe erlebt:

***LIO**, die kleine Raupe, fand sich in einer Welt der Begrenzungen und Veränderungen wieder. „Ich spürte, wie meine winzigen Beine mich mühsam vorwärtsbewegten, während ich mich durch das Dickicht der Blätter kämpfte. Die Welt schien groß und überwältigend, und ich konnte die Sehnsucht nach Verwandlung tief in mir fühlen.*

Ich spürte den Drang nach etwas Größerem, nach einem neuen Dasein, das über das Kriechen auf Blättern hinausging. Trotz der Unsicherheiten und der Unbequemlichkeiten wagte ich mich tapfer voran. Meine kleinen Raupenaugen blickten voller Hoffnung und Verlangen in die Zukunft, während mein Herz pulsierend auf den Moment der Metamorphose wartete.

Inmitten der Blätter und Zweige träumte ich von farbenfrohen Flügeln und der Leichtigkeit des Fliegens. Die Raupenzeit ist eine Zeit der Vorbereitung, eine Zeit des Wartens auf den magischen Augenblick, in dem aus der vermeintlich unscheinbaren Raupe später ein prächtiger Schmetterling hervorgeht. Und so kroch ich, von Emotionen und Träumen durchdrungen, weiter durch die grünen Blätter, im festen Glauben an die Schönheit, die jenseits der Raupenphase auf mich wartet.“

Die Schmetterlinge lehren uns, dass Transformation und Entfaltung tief in unserer Natur verwurzelt sind. Wir können uns von ihrem inspirierenden Beispiel leiten lassen, während wir unsere eigene innere Metamorphose durchlaufen.

Schau dir den Körper der Schmetterlingsraupe an – er gleicht in keiner Weise dem ihrer Mutter. Keine Flügel, keine Schuppen, keine Facettenaugen und kein Rüssel. Doch in nur sechs Wochen erreicht sie das 3000-Fache ihres Anfangsgewichts.

Stellen wir uns vor, ein menschliches Baby mit 3 kg würde sich um das 3000-Fache vergrößern – es hätte nach nur sechs Wochen das Gewicht von zwei Elefanten!

Während die Raupe stetig wächst, wird ihre Hülle zu eng, und sie platzt, um eine größere Haut freizulegen. Dieser Vorgang, die Häutung, wiederholt sich mehrmals, bis die Raupe ihre endgültige Größe erreicht und sich in einen Kokon einspinnt. Dabei ändert sie oft ihre Farbe und Form.

Die Raupe schlüpft aus dem Ei und bläst ihr neues Skelett von innen auf, indem sie Luft schluckt. Sie verfügt über drei Beinpaare auf ihrem Brustkorb und zusätzliche Ausstülpungen, die wie Stummelbeine wirken und mit Chitin Klauen enden, die es ihr ermöglichen, sich an Blättern und Zweigen festzuhalten und zu kriechen. Anfangs sind diese Beine nur wenige Millimeter lang, später können sie mehrere Zentimeter erreichen. Nach 4–6 Wochen hört die Raupe auf zu fressen und verpuppt sich. Ihre Bewegungen ähneln einer Welle und werden durch Darmkontraktionen ausgelöst. Sie atmet durch Luftlöcher an der Seite ihres Körpers ein, nimmt Sauerstoff auf und gibt Kohlendioxid ab.

Sie besitzt außerdem 12 kleine Punktaugen, Härchen, kräftige Mundwerkzeuge und winzige Fühler am Kopf. An ihrer Unterlippe befindet sich die Spinnwarze einer Drüse, die den Spinnfaden produziert.

Schmetterlingsraupen gibt es in zahlreichen Formen und Farben, oft mit zusätzlichen Merkmalen. Sie sind wahre Meister der individuellen Tarnung und Verteidigung.

Wenn man Raupen Flügel verleihen würde, entstehen keine Schmetterlinge, sondern unbeholfene und dysfunktionale Raupen.

Gemäß den Naturgesetzen muss sie durch die Metamorphose gehen, um zum Schmetterling zu werden. **Abkürzungen gibt es nicht!**

Es ist unglaublich, wie diese kleinen Tiere mit winzigen Gehirnen solche Meisterwerke der Transformationstechniken entwickeln.

Überlebenskünstler Raupe:
8 geniale Strategien gegen Feinde und wie auch du sie nutzen kannst

- **Anpassung an die Umgebung:** Sie nehmen die Farbe ihrer Umgebung an, sei es grün wie das Blatt oder braun wie das Holz des Astes, auf dem sie leben.

» Ich als Mensch kann von der Anpassungsfähigkeit der Schmetterlinge lernen. Ähnlich wie sie ihre Farbe an die Umgebung anpassen, kann ich mich in verschiedenen Situationen flexibel verhalten und mich an Veränderungen anpassen, um meine Denkweise und Perspektive zu erweitern und offen für neue Möglichkeiten zu sein.

- **Seilsprung:** Bei Gefahr seilen sie sich ab und klettern wieder hinauf, sobald die Gefahr vorüber ist.

» Die Fähigkeit, sich abzuseilen und wieder hinaufzuklettern, lehrt mich, dass es manchmal klug ist, sich vorübergehend zurückzuziehen, um dann gestärkt und sicher wieder da zu sein. Dies ist eine wichtige Strategie, um Gefahren zu überstehen.

- **Tarnung durch Mimikry (Nachahmung):** In der Natur ist Mimikry eine Überlebensstrategie, bei der ein Lebewesen seine Erscheinung oder Verhaltensweisen ähnlich denen anderer Lebewesen oder sogar unbelebter Objekte gestaltet. Dies dient dazu, potenzielle Feinde abzuschrecken, Beute anzulocken oder sich vor Angriffen zu schützen. Genau das macht der Schmetterling, der die Flügelmuster und Farben eines giftigen Schmetterlings imitiert, um sich vor Fressfeinden zu schützen. Sie täuschen Gefährlichkeit vor, indem sie gefährliche Lebewesen nachahmen und sich mit Warnfarben wie Rot, Orange, Schwarz oder Gelb schmücken.

» Ein Beispiel für Mimikry im zwischenmenschlichen Bereich ist, wenn jemand unbewusst beginnt, die Körperhaltung oder Sprechweise einer Person zu imitieren, mit der er oder sie interagiert. Dies kann dazu beitragen, eine positive Beziehung aufzubauen und das Gefühl von Verbundenheit zu verstärken. In einer anderen Situation könnte eine Person ihre Mimikry-Fähigkeiten nutzen, um in einem Meeting oder während eines Vorstellungsgesprächs Vertrauen und Glaubwürdigkeit zu gewinnen, indem

sie sich den Verhaltensweisen der Gruppenmitglieder oder ihrem Gegenüber anpasst.
Insgesamt ist Mimikry eine vielseitige Strategie, die in der Natur und im menschlichen Verhalten angewendet wird, um verschiedene Ziele zu erreichen, sei es Überleben, Schutz, soziale Anpassung oder Kommunikation. Es ist ein faszinierendes Phänomen, das uns zeigt, wie anpassungsfähig und raffiniert alle Organismen sind.

- **Einsatz von Waffen:** Einige Raupen, wie die Gabelschwanzraupe, können Ameisensäure aus einem Spalt an der Unterseite ihres Kopfes spritzen.

» Die Gabelschwanzraupe, die Ameisensäure als Waffe einsetzt, erinnert mich daran, dass Kreativität und Ressourcennutzung in der Selbstverteidigung von unschätzbarem Wert sind. In meinem Leben darf auch ich kluge Lösungen finden, um herausfordernde Angriffe abzuwehren.

- **Chemische Waffen:** Ritterfalterraupen haben eine Stinkgabel im Nacken, mit der sie Ameisensäure versprühen können.

» Die Fähigkeit der Ritterfalterraupen, Ameisensäure zu versprühen, zeigt mir, dass Selbstschutz manchmal unangenehm sein kann. Es erinnert mich daran, dass in manchen Situationen ein konsequentes Handeln notwendig ist, auch wenn es unangenehme Konsequenzen hat.

- **Gifthaare:** Die Flanellmotte besitzt Brennhaare, die bei Berührung starke Schmerzen und ein langanhaltendes Brennen verursachen können. Das Gift kann sogar Kopfschmerzen, Übelkeit und Lähmungen bei Menschen auslösen.

» Die Brennhaare der Flanellmotte sind eine Erinnerung daran, dass manche Abwehrmechanismen nicht nur physische, sondern auch tiefe emotionale Schmerzen verursachen können. Es unterstreicht die Wichtigkeit, respektvoll und achtsam mit anderen umzugehen.

- **Ameisen als Verbündete:** Ameisen schützen die Raupen vor Fressfeinden, und im Gegenzug scheiden die Raupen ein süßes Sekret aus, das die Ameisen gerne essen.

» Die symbiotische Beziehung zwischen Schmetterlingsraupen und Ameisen erinnert mich an die Kraft der Zusammenarbeit. Als Mensch kann ich daraus erkennen, dass Kooperation und gegenseitige Unterstützung zu einem erfolgreichen Überleben notwendig sind.

- **Klicklaute:** Die Seidenspinnerraupen geben sogar Klicklaute von sich, um sich zu verteidigen.
» Die Seidenspinnerraupen, die Klicklaute erzeugen, verdeutlichen die Bedeutung von Kommunikation in der Verteidigung. In meinem Leben kann ich lernen, klar und lösungsorientiert zu kommunizieren, um Konflikte zu vermeiden oder zu lösen.

Hättest du gedacht, dass diese kleinen Tiere solche unglaublichen Strategien entwickeln können?

Lass uns weiter gemeinsam die faszinierende Welt der Schmetterlinge entdecken und uns daran erinnern, **dass auch in den scheinbar unscheinbaren Dingen die größten Wunder verborgen sind.**

***LIO**, der Schmetterling: „Ist es nicht faszinierend, welch clevere Überlebensstrategien meine schmetterhaften Freunde entwickelt haben? Die Natur steckt voller wunderbarer Geheimnisse und ich hoffe, dass diese Einblicke dich genauso begeistern wie mich. Denk daran, auch wenn ich jetzt ein zarter Schmetterling bin und du ein zarter Mensch, stecken in jedem von uns eine einzigartige Stärke und eine Fülle an großartigen Schutzmechanismen."*

SELBSTREFLEXION – WAS UNS DIE RAUPE LEHRT

- Überlege, wie du deine persönlichen Ressourcen schützt und wer oder was deine „Energievampire" sind – jene Faktoren, die dir ständig Kraft entziehen. Ist es deine Umgebung, die Arbeit, die Familie, Politik, Beziehungen oder vielleicht sind es auch deine eigenen Gedanken, die mal in der Vergangenheit, mal in der Zukunft festhängen? Oder sind es Ängste? Oder aber ist es etwas ganz anderes, das dir deine Kraft raubt?
- Welche genialen Strategien setzt du ein, um dein persönliches Wachstum und deine Entwicklung zu fördern?
- Gleichzeitig überlege: Was hindert dich an dieser Reise zu deinem vollen Potenzial?
- Welche Fessel stoppt deinen Fortschritt?

PRAXISTIPP

Lass uns gemeinsam eine Selbstreflexionsliste für mehr Klarheit erstellen!

Setze dich für mindestens 10 Minuten hin, schnappe dir Zettel und Stift und zieh einen senkrechten Strich in die Mitte des Blattes. Auf der linken Seite notierst du, was dir Energie raubt, und auf der rechten Seite, was deine Energien erhöht. Schreib auf, analysiere und erkenne dich selbst in dieser Liste. Folgende Fragen können danach deine Reflexion unterstützen:

- Welche Seite hat mehr Punkte?
- Welche Konsequenzen ziehst du daraus?
- Was bringt dich schneller zu deinem Ziel?

Auf der linken Seite des Blattes steht nun alles, was dir Energie raubt, und auf der rechten Seite alles, was deine Energie erhöht. Dann beginne damit, täglich an der Minimierung der Punkte auf der linken Seite zu arbeiten. Gleichzeitig verstärke die Punkte auf der rechten Seite, indem du bewusst diese positiven Aktivitäten in deinem Alltag integrierst und vermehrt lebst.

Schreibe deine erfolgreichen Aktivitäten täglich in dein Journal und lobe dich dafür!

Indem du diese kleinen Schritte jeden Tag gehst, wirst du spüren, wie deine Energie zunimmt und du dich kraftvoller fühlst. Mit Freude und positiver Energie wirst du Schritt für Schritt vorwärtsgehen und dein Ziel erreichen!

„Das Schicksal kann dir Türen öffnen oder Steine in den Weg legen, aber die einzige Person, die darüber entscheidet, was du am Ende daraus machst, bist du selbst!“
Damian Richter

SELBSTREFLEXION – INNERE RUHE DURCH RAUPENWEISHEIT

Darf ich dich dazu einladen mit mir gemeinsam einen Stufenplan zu kreieren, um mit Gelassenheit und innerer Ruhe deine Ziele zu erreichen?

Anders als die Raupe können wir unsere Entwicklung bewusst steuern – diese neun Strategien zeigen dir, wie das gelingt.

- **Bewusste Wahlmöglichkeiten:** Im Gegensatz zur Raupe haben wir Menschen die Fähigkeit, bewusst auf Herausforderungen zu reagieren und klare Entscheidungen zu treffen.
- **Veränderte Einstellung:** Wir können lernen, dass Konflikte und Widerstände unausweichliche Bestandteile des Lebens sind. Akzeptanz und Gelassenheit sind dabei die größten Helfer.
- **Innere Ruhe:** In herausfordernden Momenten ist es wichtig, Ruhe zu bewahren und die Geschehnisse aus einer neutralen Perspektive zu betrachten. Es bedarf eines ständigen geistigen Trainings, um dahin zu kommen. Nimm, sooft es geht, die Adlerperspektive ein!
- **Urteilsfreiheit und Besonnenheit:** Statt voreilige Urteile zu fällen oder impulsiv zu handeln, sollten wir Feindseligkeiten als Teil der Polarität akzeptieren und unsere Abwehrmechanismen auf rationaler Basis einsetzen.
- **Vermeidung von Gewalt:** Emotionale Reaktionen könnten leicht zu verbalen oder physischen Auseinandersetzungen führen. Hier gilt es, Gewalt strikt zu vermeiden und stattdessen Akzeptanz und Verständnis wirken zu lassen.
- **Geschicktes Themenwechseln:** Das geschickte Wechseln des Gesprächsthemas kann eine effektive Methode sein, um Eskalationen zu verhindern. Die Raupe reagiert auch spontan bei Gefahr mit Tarnung, Rückzug, Absonderung von giftigen Sekreten, Warnfarben und Körperbewegungen.
- **Zusammenarbeit und Schutz in der Gemeinschaft:** Einige Raupenarten arbeiten zusammen, um sich vor Gefahren zu schützen. Dies verdeutlicht, wie wichtig Kooperation und gemeinsamer Schutz sein können. In menschlichen Gesellschaften können ähnliche Prinzipien genutzt werden, um große Herausforderungen zu bewältigen.
- **Widerstandsfähigkeit und Geduld:** Raupen überstehen oft extrem widrige Bedingungen und durchlaufen lange Entwicklungsphasen, bevor sie sich in einen schützenden Kokon einspinnen. Diese Eigenschaften können uns inspirieren, in schwierigen Zeiten hartnäckig und geduldig zu bleiben, während wir langfristige Lösungsansätze entwickeln.
- **Klare Kommunikation:** Lernen, „Nein" zu sagen; authentisches Verhalten zu pflegen, ehrliche Kommunikation zu fördern und gegebenenfalls den Kontakt zu meiden oder abzubrechen, sind wichtige Fähigkeiten, um persönliche Grenzen zu wahren und Konflikte zu vermeiden.

Diese Strategien können dir dabei helfen, deine eigene innere Stärke zu entwickeln und konstruktive Wege zu finden, um die Herausforderungen des Lebens erfolgreich zu bewältigen.

- Was sagst du zu diesen Strategien?
- Welche Strategie setzt du heute bereits um?
- Welche Strategie ist besonders wichtig für dich?

NOTIERE deine Strategien und Entscheidungen in deinem Journal.

„Eine Vision ohne Strategie bleibt eine Illusion."
Lee Bolman

Eine persönliche Geschichte: „Wo ein Wille, da ein Weg!"

Veränderungen durchleben bedeutet nicht nur, physische und mentale Kraft aufzubringen, sondern vor allem den Glauben an sich selbst zu stärken!
Seit 1980 besuche ich Indien und war hauptsächlich im Norden Indiens, in Rajasthan, nahe der Wüste Thar unterwegs, wo Berge ein Fremdwort sind und die Hitze bis über 50 Grad ansteigt. Als ich die 60-Jahres-Marke passierte, erwuchs in mir der mutige Entschluss zu einer Pilgerreise zum majestätischen Mount Kailash in China – einem heiligen Berg, der für vier verschiedene Religionen als heilig gilt – aufzubrechen.

In den Jahren zuvor begleiteten mich meine Freunde durch Höhen und Tiefen, gezeichnet von Verbänden und zahlreichen Operationen. Diejenigen, die mich kannten, blickten ungläubig auf meine Entscheidung, mich auf ein scheinbar verrücktes Abenteuer einzulassen. Doch ich spürte eine unwiderstehliche Anziehung zu diesem sagenumwobenen Berg und wusste, dass er mir einzigartige Erfahrungen schenken würde.

Daher nahm ich alles auf mich, um dieses Ziel zu erreichen.

Um mich auf dieses herausfordernde Unterfangen vorzubereiten, unterzog ich mich einem anspruchsvollen körperlichen Eignungstest am renommierten Universitäts-Sportinstitut Krems. Das Ergebnis war mehr als ermutigend: „Sie sind außergewöhnlich leistungsfähig!" Daraufhin machte ich einen Freudensprung! Ich sprach meiner Ärztin meinen aufrichtigen Dank aus für ihre Sorgfalt und Beratung.

Denn das war für mich das grüne Licht für mein Vorhaben den heiligen Berg Mount Kailash zu besteigen. Dieses Ergebnis entfachte meine Vorfreude auf die bevorstehenden Herausforderungen noch weiter.

Mit einem detaillierten Trainingsplan für mehrere Monate in der Hand begab ich mich voller Hingabe ins Fitnesscenter, arbeitete mit einem Pulsmesser, holte mir Fitnessgeräte für zu Hause und baute Schritt für Schritt meine körperliche Fitness auf.

Nach dieser intensiven Vorbereitung organisierte ich alle Details für die Reise und buchte bei einem österreichischen Trekking-Unternehmen, um Anfang Oktober mein Abenteuer zu beginnen. Die genauen Einzelheiten dieser Reise sind zu umfangreich, um sie hier ausführlich zu schildern. Doch eines kann ich mit Sicherheit sagen:

Das Prinzip des Schmetterlings, der darauf vertraut, nur das zu erhalten, was er auch bewältigen kann, traf genau zu. Ich schaffte es tatsächlich, bis auf 5600 Meter Höhe aufzusteigen!

Zugegeben: Es kostete mich meine letzten Kraftreserven, aber ich habe es geschafft! Und die einzigartigen Erfahrungen, die ich dabei sammelte, waren von unschätzbarem Wert für mich und ich gebe sie auch an so viele Menschen wie möglich weiter. Manche Erfahrungen sprengen die Grenzen dessen, was wir für möglich halten. In meinem neuen Buch erzähle ich von meinen außergewöhnlichen Begegnungen mit dem großen Ganzen – berührend, tiefgründig und voller Magie.

Diese Reise zum Mt. Kailash brachte mir eine tiefgreifende Erkenntnis:

Dein Ziel, deine Gedanken, deine Vorstellungen, dein inneres Feuer, deine Motivation, dein Fokus und vor allem der Glaube und das Vertrauen, dass du es schaffen kannst, bestimmen deinen Erfolg!

Außerdem habe ich ständig mit der **Kraft der Visualisierung** gearbeitet. Mit diesen Tools habe ich mein Ziel erreicht. Jeder Zweifel ist Gift und wirft dich sofort zurück. Glaube mir bitte eines:

Du bist viel stärker, als du denkst! Geh also los!

Motto: „Alles ist möglich!"

In allen Phasen der Metamorphose besitzt der Schmetterling die tiefe Überzeugung, dass er alles schaffen kann.

Denn er vertraut darauf, dass er NUR DAS bekommt, was er auch schaffen kann, und sei es auch mit seiner letzten Kraft.

Denn Veränderungen brauchen Kraft und den Glauben an dich selbst! Bei der Umrundung des heiligen Berges habe ich mit jedem Schritt eine Affirmation wiederholt, die mich mit neuer Kraft und Vertrauen erfüllte.

Affirmationen sind positive, kraftvolle Aussagen, die bewusst formuliert und regelmäßig wiederholt werden. Sie unterstützen dabei, das Denken und die innere Einstellung positiv zu verändern. Ihre Wirkung beruht darauf, dass sie das Unterbewusstsein beeinflussen, indem sie negative oder selbstkritische Gedankenmuster durch konstruktive, stärkende Überzeugungen ersetzen. Da uns unsere Gedanken maßgeblich beeinflussen, wie wir uns fühlen und wie wir handeln, können Affirmationen eine tiefe Veränderung auf emotionaler und mentaler Ebene bewirken. Wie der Schmetterling, der sich auf sein Ziel ausrichtet, können Affirmationen dir dabei helfen, deinen Fokus immer wieder auf dein persönliches Ziel zu lenken. Hier habe ich für dich ein paar stärkende Affirmationen für dich aufgesprochen, die du täglich anhören kannst, um klar, stark und fokussiert voranzuschreiten:

Mit diesem QR-Code findest du direkt zur Audio-Datei.
Viel Freude beim Anhören und Wiederholen!

Die Entwicklung in der Raupe

Es braucht mehrere Tage, um ein neues Geschöpf im Inneren zu entwickeln. Die Vernichtung der Raupe und die Entwicklung der neuen Puppe vollziehen sich also noch innerhalb der alten Raupenhaut. Es sieht noch aus wie eine Raupe, ist aber keine mehr. Das Wachstum der Puppe im Inneren des Raupenkörpers ist der Beginn der Metamorphose.
Doch was löst diese Verwandlung aus? Woher weiß die Raupe, dass diese Häutung anders ist als die früheren und dass es Zeit wird, sich in eine Schmetterlingspuppe zu verwandeln?

Staune über dieses unglaubliche Phänomen: Der Beginn der Metamorphose, der dritte Schritt, wird durch einen hormonellen Vorgang erreicht! Das Kindheitsstadium ist vorbei und der Schmetterling tritt ins Erwachsenendasein ein, genau wie der Mensch, wenn er erwachsen wird.

Wenn eine Raupe ihre endgültige Größe erreicht hat, wird sie darüber informiert, dass ihre nächste Häutung anders sein wird. Es ist ein echter Ernstfall, in dem das gesamte Gewebe im Inneren der Raupe eingezogen wird. Dieser Vorgang wird durch das sogenannte Juvenil Hormon (Jugend-Hormon) ausgelöst. Solange die Konzentration hoch genug ist, bleibt die Raupe eine Raupe. Sobald es jedoch absinkt, beginnt die Metamorphose. Es ist das Signal für die beginnende Umwandlung. Sie häutet sich zum letzten Mal und die Puppe, die in ihren Inneren entstanden ist, kommt zum Vorschein.

Wo ist zum Beispiel das Geschöpf Raupe geblieben, das sie vorher war, und wo ist jenes, welches sie sein wird?

Die Lehren der Natur sind voller Geheimnisse und die Botschaften, die wir verstehen können, sind von unschätzbarem Wert.

Hast du je bemerkt, dass die Natur unzählige Botschaften bereithält, wie ein liebevoller Ratgeber, die uns auf unser eigenes Leben und Verhalten hinweist und dir mit Rat und Tat zur Seite steht?

Nimm zum Beispiel einen Baum. Er verkörpert Standhaftigkeit, Stärke, Akzeptanz, Wachstum, Sicherheit und Kooperation. Doch wenn du tiefer gehst, wirst du feststellen, dass der Baum dir noch zahlreiche weitere Lehren bietet, die dir als Quelle der Inspiration dienen können.

PRAXISTIPP - DIE BOTSCHAFTEN DER NATUR ERKUNDEN

Mach dich zuerst frei von deinen Alltagsgedanken und geh in die innere Stille. Am besten gelingt das mit einer beruhigenden Atemtechnik. Dann geh hinaus in die Natur und tauche tief in ihre wunderbaren Elemente ein. Schreite bedachtsam und voller Achtsamkeit durch die Natur und horche darauf, was Himmel, Erde, Gras, Bäume, Steine oder Blumen dir zuflüstern möchten.

Halte inne bei dem, was dich am meisten anspricht, und lass die Gedanken und dein Gefühl dir sagen, welche Botschaft es für dich bereithält. Nimm dir Zeit dafür und höre auf dein Herz.

Erwarte nichts, sondern lass einfach geschehen, was geschehen mag. Du wirst feststellen, dass es ein einzigartiges Erlebnis ist – lass dich darauf ein. Die folgende kleine Geschichte führt uns vor Augen, wie wichtig es ist, sich nicht von der Meinung anderer vom eigenen Weg abbringen zu lassen – und stattdessen auf **die innere Stimme** zu hören.

Die neugierige Raupe

In einem verträumten Tal, umgeben von sanften Hügeln und duftenden Blumen, lebte die kleine Raupe Luna. Luna war eine neugierige Raupe, die stets auf der Suche nach dem Besonderen im Leben war. Tag für Tag verspeiste sie grüne Weidenblätter und genoss die Wärme der Sonnenstrahlen, die durch die Blätter schimmerten. Trotzdem spürte sie tief in ihrem Inneren eine unausgesprochene Sehnsucht.

Eines Tages, als Luna wieder fröhlich am Weidenblatt knabberte, vernahm sie ein leises Flüstern in der Luft. Das Flüstern klang nach Abenteuern, nach der Freiheit des Himmels und nach der Magie der Veränderung. Luna horchte auf, und ihr Herz begann vor Aufregung schneller zu schlagen. Von diesem Moment an begann sie, die Welt um sich herum bewusster wahrzunehmen. Sie entdeckte die zarten Spuren der anderen Raupen auf den Blättern, hörte das Lied der Vögel in der Ferne und spürte die sanfte Brise, die Geschichten von fernen Orten erzählte.

Luna entschied sich diesem Gefühl zu folgen. Sie webte sich einen schützenden Kokon aus feinem Seidengarn und verbarg sich darin, um die Welt draußen zu vergessen. Im Inneren ihres Kokons geschah etwas Wunderbares. Lunas Körperform veränderte sich und zarte Flügel formten sich auf ihrem Rücken.

Nach einiger Zeit spürte sie, dass es nun so weit war, ihren Kokon zu verlassen. Vorsichtig schälte sie sich heraus und breitete nach und nach ihre farbenprächtigen Flügel aus. Luna war nicht mehr nur eine Raupe, sondern ein bezaubernder Schmetterling.

Der Wind, der einst von Abenteuern und Freiheit geflüstert hatte, trug Luna nun sanft in die Lüfte. Sie stieg empor und fand sich in einer Welt voller Farben und unendlicher Möglichkeiten wieder. Die Freiheit des Fliegens erfüllte ihr Herz mit Glück und sie erkannte, dass die Veränderungen, die sie durchgemacht hatte, sie zu einer wunderschönen neuen Wirklichkeit führte."

Die Geschichte von Luna, der neugierigen Raupe, lehrt uns, dass Veränderung ein natürlicher Teil des Lebens ist. Wie die Raupe sich in einen Schmetterling verwandelt, so können auch wir uns weiterentwickeln, uns selbst neu erfinden und die Freiheit finden, unsere Träume zu verwirklichen. Lunas Reise ist ein Symbol dafür, dass Veränderung und Transformation nicht nur möglich, sondern auch eine wunderschöne Reise sind, um unser volles Potential auszukosten und zu leben.

Eigenschaften, die zum Ziel führen

LIO: „Du wundervolle Seele, hier sind die wesentlichen Eigenschaften, die du benötigst, um dein Ziel zu erreichen. Nimm dir einen Moment Zeit, um die folgende Liste zu durchdenken und zu überlegen, wie du sie für dich nutzen kannst. Ein wichtiger Schritt dabei ist es, dein Ziel klar zu definieren und dann zu überprüfen, wie gut du bereits die Eigenschaften, die du zur Erreichung deines Ziels benötigst, in dir trägst. Dies wird dir helfen, herauszufinden, wo du in deiner Veränderungsreise ansetzen kannst. Viel Erfolg bei diesem spannenden Prozess!"

Die Reise zum Ziel erfordert klare Vorstellungen und Entschlossenheit. Genau wie die Raupe, die sich auf den Weg macht, um ihre wahre Größe zu erreichen, musst du dir bewusst sein, wohin und wonach du strebst. Dein Zielbewusstsein ist der Schlüssel zum Ankommen in einem Leben voller Glück, Freiheit und Erfüllung.

PRAXISTIPP

Kennst du bereits dein Ziel? Wenn nicht, ist jetzt der richtige Moment, es zu definieren und die ersten Schritte in diese Richtung zu unternehmen.
Um deinen Fortschritt zu messen, lade ich dich ein, dein Ziel klar zu formulieren. Im Folgenden findest du eine Liste von Eigenschaften, die dir auf dem Weg zur Verwirklichung deines Ziels helfen werden. Nimm dir Zeit, jede dieser Eigenschaften einzuschätzen: Wie stark ist sie bereits in dir ausgeprägt? Notiere dies in deinem Journal mit dem aktuellen Datum.

Zum Beispiel könntest du feststellen, dass du in Bezug auf Geduld nur bei 20 % stehst. Setze dir als Ziel, geduldiger zu werden, und arbeite bewusst daran.

Nach drei Wochen überprüfst du deinen Fortschritt und stellst vielleicht fest, dass du dich auf 40 % gesteigert hast – ein wunderbarer Erfolg! Dies wird dich motivieren, weiter an dir zu arbeiten. So kannst du genau sehen, welche Fortschritte du machst und wo du als Nächstes ansetzen solltest.

Veränderung ist ein Prozess – kein Zustand!

Geduld und Ausdauer sind Wegbegleiter in diesem Prozess der Veränderung, ähnlich wie die Raupe, die sich mit Geduld in ein Puppenstadium verwandelt. Die Veränderung braucht Zeit, und es ist entscheidend, geduldig zu sein und jeden Schritt bewusst zu gehen, um auf dem richtigen Weg zu bleiben. Sei also aufmerksame*r Gestalter*in deiner eigenen Metamorphose!
Bist du bereit für diese aufregende Reise?

LIO: „Ich verrate dir jetzt, welche Schlüsseleigenschaften super sind, um jedes Ziel zu erreichen! Nimm dir einen Moment Zeit, um die inspirierende Liste zu durchdenken und zu spüren, wie du bereits die Kraft dieser Eigenschaften in dir trägst. Der erste Schritt besteht darin, dein Ziel mit Leidenschaft zu definieren und dann zu erkennen, wie sehr du bereits mit den folgenden Eigenschaften verbunden bist. So bringst du Klarheit in deinen Weg und du verstehst, wo du gerade wirklich stehst. Du bist auf dem Weg zu etwas Wunderbarem – genieße jede Etappe!"

- **Zielbewusstsein:** Die Raupe lehrt uns, wie wichtig es ist, ein klares Ziel vor Augen zu haben. Ohne Ziel gibt es kein Ankommen im Leben – und wer wünscht sich nicht ein glückliches, freies und erfülltes Leben?

» **Hast du Klarheit über dein Ziel?**

„Der erste Schritt führt dich nicht zum Ziel,
aber er führt dich weg von deinem Ausgangspunkt.
Auch eine Reise über tausend Meilen beginnt mit einem ersten Schritt."
Lao-Tse

- **Motivation/Dein Warum:** Um dein Ziel zu erreichen, ist es nicht nur wichtig, es klar vor Augen zu haben, sondern auch zu verstehen, warum du es überhaupt erreichen willst. Die Raupe entwickelt sich nicht einfach so zum Schmetterling – es ist ihr innerer Antrieb, ihre Bestimmung zu entfalten, die sie durch den Transformationsprozess führt.

» **Was treibt dich an? Was motiviert dich, diesen Weg zu gehen?** Deine Motivation ist die Kraft, die dich in schwierigen Momenten voranbringt und dir hilft, Hindernisse zu überwinden. Nimm dir einen Moment Zeit, um dein Warum zu reflektieren und es in deinem Journal festzuhalten. Dein Warum ist der Motor, der dich auf deinem Weg begleitet und dir die Energie gibt, deine Vision in die Realität umzusetzen.

- **Geduld und Ausdauer:** Wie die Raupe sich geduldig in ein Puppenstadium verwandelt, zeigt uns, dass Veränderungen Zeit brauchen. Es ist entscheidend, geduldig zu sein und Schritt für Schritt voranzugehen.

» **Bist du bereit, Geduld aufzubringen?**

- **Veränderung:** Die Raupe erreicht ihr Ziel durch ständige Veränderung bis zur völligen Auflösung ihrer Identität. Willst du dein hohes Ziel erreichen, dann musst du auch bereit sein, dich zu verändern, um eine neue Identität anzunehmen, die dich deinem Ziel näherbringt.

» **Bist du bereit für ständige Veränderung?**

- **Fokus:** Die Raupe zeigt uns, dass konsequenter Fokus auf das Ziel entscheidend ist. Vermeide Ablenkungen, die dich nicht weiterbringen.

» Frage dich immer wieder:
Bringt mich das, was ich gerade tue, meinem Ziel näher?
Diese Frage ist ein absoluter GEHEIMTIPP, den ich dir hier verrate! Du kannst sie immer wieder stellen, wenn du ein bestimmtes Ziel erreichen möchtest. Dann hörst du sofort mit allen Ablenkungen auf und fokussierst dich in Gedanken und Taten wieder auf das, was du erreichen möchtest.

- **Anpassungsfähigkeit:** Wie die Raupe sich äußerlich und innerlich an verschiedene Umstände anpasst, lehrt uns Anpassungsfähigkeit. Das ist eine wertvolle Fähigkeit, um flexibel auf Veränderungen und Herausforderungen zu reagieren.

» **Kannst du dich leicht an Veränderungen anpassen?**

- **Selbstbewusstsein/Selbstfürsorge:** Die Raupe pflegt Selbstbewusstsein und Selbstfürsorge, indem sie kontinuierlich Energie sammelt und für ihre Grundbedürfnisse sorgt. Achte auf dich und deine Bedürfnisse, entwickle Selbstbewusstsein und einen hohen Selbstwert, denn du brauchst Energie für deinen Weg.

» **Bist du achtsam gegenüber dir und deinen Bedürfnissen?**

- **Transformation und Wandel:** Die Raupe lehrt uns, dass Leben ständige Transformation bedeutet.

» **Bist du bereit für die vollständige Verwandlung, die dich weiter in dein höchstes Potenzial führt?**

- **Loslassen:** Während der Verpuppung gibt die Raupe ihre äußere Hülle auf und verwandelt sich in eine Puppe. In der Puppe selbst lässt sie ihren alten Körper los, um in die Verwandlung des Schmetterlings-Körpers einzutreten. Dieser Prozess erinnert uns daran, dass im Leben das Loslassen von alten Gewohnheiten, Denkweisen oder Anhänglichkeiten notwendig ist, um Platz für Neues zu schaffen, um uns weiterzuentwickeln.

» **Kannst du alte Denk-, Verhaltens- und Glaubensmuster loslassen?**

- **Schönheit und Vielfalt:** Auch die Raupen haben unendlich viele Formen und Farben. Sie lehren uns, dass Schönheit relativ ist – es liegt im Auge des Betrachters, wie du die Dinge siehst. Sieh die Schönheit in allem und erfreue dich an der Vielfalt und Individualität des Lebendigen.

» **Bist du bereit, die Schönheit in den Facetten des Lebens zu erkennen?**

- **Annehmen:** Als Raupe im Kokon als auch als Schmetterling nimmt sie ihr vorbestimmtes Schicksal an. Dadurch hat sie die Kraft und das Selbstbewusstsein, alle Herausforderungen der Metamorphose durchzustehen. Wenn du bereit bist alle Herausforderungen des Lebens anzunehmen, lebst du in innerer Zufriedenheit. Wenn du zufrieden bist, bist du wie ein Fels in der Brandung. Die Stürme des Lebens und die Emotionen anderer Menschen prallen an dir ab, denn du bleibst in deiner ruhigen inneren Mitte.

» **Kannst du alles annehmen, was in deinem Leben geschah und geschieht?**

- **Durchhaltevermögen:** Die Raupe steht viele Gefahren und Anstrengungen durch, um weiterzukommen. Sie hat ein unerhörtes Durchhaltevermögen. Die Raupe lehrt uns, dass wir viel stärker sind, als wir manchmal glauben. Indem du Situationen durchstehst, ohne zu klagen, gewinnst du an innerer Stärke, die du für die nächste Herausforderung brauchst. Durchhaltevermögen ist ein geistiges Kraft-Training und gibt dir unglaublich viel Stärke, um dein Leben zu meistern.

» **Wie steht es um dein Durchhaltevermögen?**

- **Hindernisse bewältigen:** Die Raupe ist geschickt genug, um sämtliche Hindernisse meisterhaft zu umgehen und zu bewältigen. Sei dir bewusst, dass in dir schon alles angelegt ist, um dein Leben erfüllt zu gestalten. Alles ist in dir, sei dir dessen im Klaren und handle danach.

» **Bist du in der Lage mit Hindernissen gut umzugehen?**

„Persönlichkeitsentwicklung ist ein Leistungssport.“
Sadhvi Shanti

Tatsache ist:
„Jedes Hindernis im Leben ist eine Gelegenheit zu wachsen und zu lernen.“
Sadhvi Shanti

- **Hohe Intelligenz:** Wie alle Lebewesen hat der Schmetterling eine hohe Intelligenz, die ihm den richtigen Weg weist. So ist es zum Beispiel mit der Wahl des Platzes für ihre Verpuppung. Du als Mensch darfst darauf vertrauen, dass in dir alle Anlagen vorhanden sind, um sämtliche Situationen des Lebens optimal zu lösen. Sei dir bewusst, dass du mit jeder Situation gut umgehen kannst, mag sie noch so herausfordernd sein. Es liegt immer ein Geschenk darin, das du erkennen darfst.

» Glaubst du an dich? Und an deine Fähigkeiten?
Erkennst du die Geschenke in den Herausforderungen des Lebens?

„Denken Sie immer daran, dass Sie mutiger sind, als Sie glauben, stärker, als Sie scheinen und schlauer sind, als Sie denken.“
Christoph Robin

- **Schutzmechanismen entwickeln:** Die Raupe weiß sich zu wehren und ist in der Lage Feinde abzuwimmeln, indem sie verschiedene Tricks anwendet, um deren Einfluss zu entgehen. Von der Raupe können wir lernen, dass wir uns selbst schützen können vor undienlichen Einflüssen aller Art. Lerne „Nein“ zu sagen und entferne restlos Undienliches aus deinem Leben.

» Kannst du für dich einstehen? Was denkst du über den Ausspruch:
Nur wenn es dir gut geht, kann es auch anderen gut gehen?

PRAXISTIPP

Lass mich dir noch einen GEHEIMTIPP mit auf den Weg geben. Einen Trick, den ich selbst immer wieder anwende, wenn sich die Schatten der Angst über mir zusammenzuziehen scheinen:
Es ist das **Worst-Case-Szenario**, welches den schlimmsten anzunehmenden Fall in einer bestimmten Situation beschreibt. Stell dir also vor, du steckst in einer Situation, in der dich die Furcht vor einem unangenehmen Gespräch oder die Konsequenzen einer unbedachten Handlung lähmt.
Beispiel: Du arbeitest als Buchhalter*in in einer Firma und hast die Abrechnungen, die du heute abliefern solltest, nicht fertig gemacht. Was wird jetzt dein*e Chef*in zu dir sagen? Wirst du versetzt oder gar gekündigt? Panik erfasst dich, und du fragst dich, was wohl passieren wird. In solch brenzligen Momenten wage ich einen

Gedankensprung ins Extreme und stelle mir die große Frage: Was ist das absolut Schlimmste, was eintreten könnte?

What is the absolute worst case that could happen?

Okay, die Antwort ist: Ich erhalte eine Kündigung. Das ist die Spitze des Eisbergs, der Gipfel der Misere, das absolute Desaster, oder?

Aber Moment mal, was passiert eigentlich, wenn du ganz in dieses schlimmste Szenario hineingehst? Wenn du dich wirklich darauf einlässt, das anfänglich mulmige Gefühl zulässt und aushältst und tiefer in das Szenario eintauchst, wirst du irgendwann bemerken, dass ein seltsames Gefühl in dir aufsteigt. Das Gefühl der Befreiung. Es breitet sich immer mehr in dir aus. Und nach und nach fühlst du eine Art Erleichterung in dir. Die Angst schwindet. Warum? Weil du erkennen wirst, dass das Schlimmste nicht das Ende, sondern der erste Schritt für einen neuen Anfang sein könnte.

Dort, wo also die Kündigung lauert, liegt auch der Schritt in die Freiheit. In diesem Gedankenspiel eröffnen sich plötzlich Türen zu aufregenden Möglichkeiten. Vielleicht findest du einen Job, der deinen Fähigkeiten besser entspricht und wo Überstunden nicht die Norm sind. Oder du nutzt die Zeit, um endlich die Ausbildung zu beginnen, von der du immer geträumt hast. Die schlimmste Vorstellung ist eine versteckte Schatztruhe, die nur darauf wartet, von dir geöffnet zu werden. Bewaffnet mit dieser Erkenntnis trittst du entspannt und selbstbewusst in das vermeintlich unheilvolle Gespräch. Und was passiert? In den meisten Fällen ist die Realität bei Weitem weniger dramatisch als deine schlimmsten Befürchtungen.

Dieser simple Gedankenkniff kann Wunder wirken, da er uns von den Fesseln der Unsicherheit und Angst befreit.

Warum also nicht selbst einmal ausprobieren? Die Erkenntnis, dass das Schlimmste oft gar nicht so schlimm ist, wird dich dazu ermutigen, mit mehr Gelassenheit und Selbstvertrauen durch die Stürme des Lebens zu navigieren. Du wirst sehen – es ist ein kleines Wundermittel, das die Dunkelheit der Unsicherheit erhellt und den Weg für die strahlende Sonne des Selbstvertrauens freimacht.

Ich selbst habe diese Technik des Öfteren in heiklen Situationen angewandt und stets mit Erfolg. Die Besonderheit an dieser Technik ist die Beobachter-Rolle, die du dabei ganz automatisch einnimmst und durch die du dich somit außerhalb deiner eigenen Emotionen stellst. Dadurch kannst du die ganze Situation neutral betrachten und andere Möglichkeiten erkennen.

„Das Schlimmste, was passieren kann,
ist oft der Anfang von etwas Besserem."
Sadhvi Shanti

- **Loslassen 2:** Die Raupe lässt ihre Vergangenheit, ihr altes Leben vollkommen zurück, wenn sie in die neue Identität eintritt. Der Kokon lässt den neuen Schmetterling los, damit er sich voll entwickeln kann, um in die Freiheit zu fliegen. Wir lernen daraus: Wenn du loslässt, sind deine Hände frei und du kannst dich entsprechend frei entfalten.

» **Fällt es dir leicht loszulassen? Oder hältst du an alten Dingen fest?**

„Lerne loszulassen, es ist der Schlüssel zum Glück."
Buddha

„Manchmal ist das Loslassen ein Akt von weitaus größerer Macht
als das Verteidigen oder Festhalten."
Eckhart Tolle

Loslassen in der bildhaften Sprache der Natur:
In deiner Innenwelt sind es die dunklen Gedanken, die wie Dornen in deinem Geist stecken und dich belasten. Sie sind wie die Wurzeln alter Bäume, die dich daran hindern, voranzukommen. Die Gedanken, die sich zu sehr auf die Vergangenheit konzentrieren, sind wie mächtige Lianen, die dich gefangen halten. Schmerzhafte Erfahrungen sind wie hungrige Raubtiere, die an deiner Seele zerren. Lass nicht zu, dass sie dich hinunterziehen. Deine Gefühle können wie Sturmwinde sein, die dich aus der Bahn werfen. Hinderliche Überzeugungen sind wie giftige Pflanzen, die deinen Weg versperren. Lass sie los. Ungesunde Verhaltensmuster sind wie tiefe Gruben, aus denen du schwer entkommen kannst. **Lebe im Hier und Jetzt,** lass die Fesseln los und übernimm die Verantwortung für alles in deinem Leben, werde zum Schöpfer, statt Opfer zu bleiben.

- **Transformation und Vertrauen:** Die Raupe ist ein Meister der Verwandlung. Sie erschafft mehrfach eine neue Puppenhülle oder eine feste Kokonhaut und kreiert im Inneren einen völlig neuen Schmetterling. Diese eindrucksvolle Metamorphose lehrt uns, dem Fluss des Lebens zu vertrauen und unsere Komfortzone zu verlassen, um in eine neue Lebensphase einzutreten. Wir dürfen dem Neuen vertrauen, unserer inneren Stimme folgen und im Bewusstsein leben, dass wir geführt und geleitet werden. Das Leben strebt stets nach dem Besten für uns, in jedem Augenblick.

Dazu ein wunderbares Zitat von Nelson Mandela:

„Ich verliere niemals. Ich gewinne oder ich lerne."

Seit ich dieses Zitat verinnerlicht habe, gehe ich gelassen mit Erfolg und Misserfolg um. Denn wie so oft kommt es auf deine innere Einstellung an, wie du mit den Dingen umgehst. Jeder Misserfolg ist eine Erfahrung, die mir etwas sagen will. Ich würde fast sagen: Es sind die Misserfolge, die dich weiterbringen, wenn du sie als eine höhere Stufe deiner Entwicklung betrachtest.

» Kannst du dem beipflichten?

- **Veränderung und Bewegung:** Von der Raupe können wir lernen, dass Bewegung und Veränderung essenziell für das Leben sind. Vom Ei über die Raupe bis hin zum Kokon und schließlich dem Schmetterling findet kontinuierliche Bewegung statt. Selbst im Kokon gibt es innere Bewegungen während der Umwandlung zum Schmetterling. Das Leben bedeutet ständige Bewegung und Veränderung, denn Stillstand und Starre führen in der Natur häufig zum Tod. Wenn wir stets gleichbleiben und uns nicht verändern, können wir nicht erwarten, dass sich in unserer äußeren Welt etwas ändert. Veränderung ist ein grundlegendes Naturgesetz, und da auch wir Teil der Natur sind, unterliegen wir ihren Gesetzen. Wenn wir Veränderung ablehnen, widersetzen wir uns den Naturgesetzen.

» Hast du ernsthaft entschieden, dich zu verändern? Bist du bereit sofort zur Tat zu schreiten? NOTIERE deinen Entschluss in deinem Journal!

Dazu ein weiteres meiner Lieblingszitate von Albert Einstein:

**„Die reinste Form des Wahnsinns ist es,
alles beim Alten zu belassen und gleichzeitig zu hoffen,
dass sich etwas ändert."**

- **Naturgesetz von Leben und Tod:** Die Raupe zeigt uns, dass Leben und Tod miteinander verbunden sind. So wie organischer Kompost die Grundlage für neues Leben bildet, ist der Tod der Raupe die Grundlage für die Entstehung des Schmetterlings. Der Tod ist ein integraler Bestandteil des

Lebens. Von der Raupe können wir lernen, dass aus dem Alten Neues entstehen kann. Das bedeutet auch, dass unsere alte Identität sterben muss, um den Platz freizumachen für die neue Identität. Diese beiden Aspekte sind untrennbar miteinander verbunden. Auch im geistigen Bereich muss das Alte vergehen, damit das Neue Raum hat, sich zu entwickeln.

Stell dir vor, dein Geist ist wie ein Gartenbeet: Zuerst musst du Unkraut und Steine entfernen, damit die neue Saat wachsen und sich entwickeln kann. Das ist ein grundlegendes Prinzip des Lebens. Als Beispiel: Wenn du dich für wertlos hältst, wirst du niemals das erreichen können, wovon du immer träumst. Daher darfst du zuerst alle Steine und Unkraut, sprich deine undienlichen Glaubensmuster, entfernen, um die neuen Verhaltensmuster zu etablieren, die dich hin zu deinem Wunschziel bringen.

» **Bist du bereit, an dir zu arbeiten, um eine höhere Lebensqualität zu erreichen? Bist du bereit, alte Glaubens- und Verhaltensmuster loszulassen, um dich neu auszurichten?**

- **Die Anima Mundi – Die All-Seele in jedem Wesen:** In jedem Lebewesen ruht eine faszinierende Essenz – die Seele, oder, wie sie im Lateinischen genannt wird, „Anima". Interessanterweise bedeutet das Wort auf Englisch und Französisch auch „Animal", was deutlich macht, dass die Seele, oder „Anima", im Tierreich genauso existiert. Es spielt keine Rolle, ob ein Lebewesen groß oder klein ist, denn jede Seele ist ein einzigartiger Bestandteil der All-Seele, der „Anima Mundi" oder der „Seele der Welt".

In der Natur erstrahlt alles in einem beseelten Licht. Menschen und sämtliche anderen Lebensformen sind in die umfassende All-Seele eingebettet, und das verbindet uns miteinander. Die Seele lebt in uns, und wir leben in der Seele, vergleichbar mit der Luft in einem Raum und der Luft im Freien – es ist eine einzige, grenzenlose Einheit.

In der indischen Philosophie ist der Begriff „Atman" oder „Atma" ein Schlüsselkonzept, welches das absolute Selbst verkörpert – eine unvergängliche, ewige Essenz des Geistes – und oft als „Seele" übersetzt wird. Diese wahre Essenz, der Atman, bleibt unverändert, unabhängig von unseren Wahrnehmungen, Gedanken und Gefühlen. Der Atman, die Seele, ist nicht nur im Menschen präsent, sondern auch in jeglicher anderen Lebensform, sei es ein Tier oder eine Pflanze. Er bildet den innersten, zeitlosen Kern, die

unsterbliche und immaterielle Seele, die nicht dem Kreislauf der Wiedergeburt unterliegt, sondern ewige Freiheit genießt.
Der Atman ist von jeder Form der Bindung befreit. Er handelt nicht, besitzt nichts und stirbt nicht. Er ist unsterblich. Er ist das wahre Wesen eines jeden Individuums, der Zeuge, der über Raum und Zeit erhaben ist. Das Göttliche durchströmt alle Dinge. Gott, die Schöpfung und der Mensch bilden keine getrennten Sphären. Jedes Wesen, ob Mensch, Tier, Baum, Fluss oder Stein, trägt eine einzigartige Seele in sich.

„Die All-Seele, in der wir alle geborgen sind, erinnert uns daran, dass wir untrennbar miteinander und mit der gesamten Natur verbunden sind.“
Eckhart Tolle

Von der Raupe und dem Schmetterling sowie anderen Wesen können wir lernen, dass wir mehr sind als nur unser Körper und Geist. Unsere wahre Natur ist das ewige Selbst, das in allem enthalten ist. Es ist wichtig, dass du dir immer bewusst bist, dass du nicht dein Körper, deine Gedanken oder deine Gefühle bist.
Diese Worte beschreiben das wunderbar:
„Ich habe einen Körper, aber ich bin nicht mein Körper. Ich habe Gefühle, aber ich bin nicht meine Gefühle. Ich habe einen Verstand, aber ich bin nicht mein Verstand. Ich habe Wünsche, aber ich bin nicht meine Wünsche. Ich bin ein Zentrum reinen Bewusstseins und reinen Willens.“
In einer Übung zur Selbstidentifikation schrieb dieses Zitat der italienische Psychotherapeut Roberto Assagioli.
» **Identifizierst du dich mit deinem Körper, deinen Gedanken und Gefühlen? Kannst du dich als geistiges Wesen identifizieren?**

PRAXISTIPP

Sprich Folgendes zu dir: „Ich habe einen Körper, ich habe Gedanken, ich habe Gefühle – doch ich bin weder mein Körper noch meine Gedanken noch meine Gefühle. Ich bin das vollkommene, ewige Selbst ohne Eigenschaften. Ich bin heil und ganz.“
Mit dieser Überzeugung identifizierst du dich nicht mit deinen Gedanken und Gefühlen, du stehst über ihnen als neutraler Beobachter, als Geistwesen, beobachtest und bleibst unberührt von allen Wellen des Lebens.

- **Klickmomente für Veränderung – Eine Reise zu meinem wahren Selbst:** Die Natur hat mir, dem Menschen, die Gabe der Veränderung geschenkt, doch anders als die Raupe, die ihrem genetischen Code folgt, darf ich **bewusst wählen**, welchen Weg ich gehe. Diese Entscheidungsfreiheit ist eine kostbare Gabe, die mich von der Tierwelt unterscheidet.

Menschen haben die Fähigkeit, komplexe Entscheidungen zu treffen unter Einbeziehung ihres Verstandes, ihres Wissens und ihrer Erfahrungen. Die auf einer Vielzahl von Faktoren basieren, einschließlich Erfahrungen aus der Vergangenheit, zukünftiger Ziele, sozialer Normen und moralischer Überlegungen. Tiere treffen Entscheidungen in der Regel auf der Grundlage von Instinkten, Lernverhalten und einfacheren Bedürfnissen wie Nahrungssuche oder Sicherheit.

Aber was ist dieser entscheidende Moment, dieser Klick, der mich dazu bewegt, mein Leben radikal zu verändern?

Oftmals ist es eine emotionale Erschütterung, die mich zum Nachdenken zwingt, ein schmerzhaftes Ereignis, das mir vor Augen führt, dass es Zeit ist, einen neuen Pfad einzuschlagen. Dieser Klickmoment kann in verschiedener Form auftreten: als Krankheit, Verlust, dem Ende einer Beziehung, einem Unfall, Stress, Depressionen, Angstzuständen, Panikattacken oder anderen gravierenden Ursachen auftreten. Diese einschneidenden Erlebnisse zwingen mich, mein Leben zu reflektieren und neue Erkenntnisse aus dem Geschehen zu gewinnen. In dieser Dunkelheit beginne ich zu begreifen, dass in der Krise auch eine Chance liegt, ein Neuanfang, der mir erlaubt, meinem Leben eine neue Richtung zu geben.

Nach dieser Erkenntnis treffe ich die Entscheidung, mich zu verwandeln, setze neue Ziele und gehe Schritt für Schritt voran.

Manchmal kann der Schritt zur Veränderung aus einer inneren Erkenntnis kommen, aus dem starken Wunsch mich weiterzuentwickeln. Auch das ist möglich, wenn auch seltener.

Ich darf mir stets bewusst sein, dass meine äußere Welt ein Spiegelbild **meiner Innenwelt ist.**

» **Kannst du dem zustimmen, dass das Außen ein Spiegel deiner Innenwelt ist? Stellst du dich diesem Spiegel? Siehst du die Krise als Chance? Nimmst du dir Zeit, um zu verstehen, was das Leben dir damit mitteilen möchte?**

PRAXISTIPP

Schreib in dein tägliches Journal:

- Was hat mich an dem Tag aufgeregt?
- Wer oder was hat mich verärgert?
- Wo war ich zu emotional?
- Was hat mich irritiert?
- Was hat mich aufgewühlt?

Frage dich dann:

- Warum bin ich in diese Emotion geraten?
- Welcher Mangel zeigt sich da bei mir?
- Was darf ich verändern, transformieren?

Diese Selbstbefragung ist fantastisch, denn sie dient der Psychohygiene. Ich kümmere mich täglich um meinen Körper, aber was tue ich tatsächlich jeden Tag für meinen Geist und meine Seele? Psychohygiene bedeutet gerade das: Säuberung deines Geistes vom Ballast des Tages.
Glaube mir: Tägliche Routinen, wie diese tägliche Selbstbeobachtung, erzielen in kurzer Zeit erstaunliche Ergebnisse.
Ich lerne am besten durch Erfahrungen und werde so zu einem Experten meiner eigenen Reaktionen. Dadurch entwickle ich neue Verhaltensweisen, die mich auf meiner Reise zu meiner inneren Größe voranbringen.

- **Das Gesetz der Kausalität:** Wenn du an deiner Innenwelt arbeitest, sie veränderst, dann wird sich auch das Außen verändern.
  WIE INNEN SO AUSSEN! Das Innen ist die Ursache – das Außen die Wirkung. Das Gesetz von Ursache und Wirkung besagt, dass jede Handlung oder Ursache eine entsprechende Reaktion oder Wirkung nach sich zieht. Es ist ein grundlegendes geistiges Gesetz, das all unsere Handlungen und deren Folgen bestimmt. Aus deinen Gedanken entstehen Gefühle, welche Entscheidungen hervorrufen, die wiederum in Handlungen enden. Es sind deine Gedanken, als Ursache, welche deine Wirkungen im Außen bestimmen.

» Überlege dir: **Bist du dir dessen bewusst? Welche Ursachen setzt du? Setzt du bewusst Ursachen? Wo handelst du unbewusst?**

- **Verantwortung übernehmen:** Die Verantwortung für dein Leben zu übernehmen, ist wie ein Blick in den Spiegel deiner Seele. In diesem Spiegel reflektieren sich deine innere Welt, deine Gedanken und Emotionen. Es ist, als ob das Äußere eine Leinwand ist, auf der dein Inneres gemalt wird. Wenn du dich in diesem Spiegel betrachtest, solltest du dir die Zeit nehmen, um zu verstehen, was er dir zeigt. Dein äußeres Leben, deine Beziehungen, deine Erfahrungen – all das spiegelt wider, was in dir vorgeht. Es ist ein Spiegelbild deiner Entscheidungen, deiner Überzeugungen und deiner Handlungen. Die Welt um dich herum ist nicht ein Zufallsprodukt, sondern hat mit deiner Innenwelt zu tun. Du hast die Macht, sie zu gestalten, sie zu beeinflussen, denn letztendlich bist du der Schöpfer deines eigenen Lebens. Jede Entscheidung, die du triffst, hat Auswirkungen auf dein äußeres Umfeld. Es ist an der Zeit, Verantwortung zu übernehmen für das, was du erschaffen hast. Wenn du dir bewusst wirst, dass dein äußeres Leben in Verbindung mit deinem Inneren steht, kannst du beginnen, bewusstere Entscheidungen zu treffen. Du kannst negative Muster bei dir erkennen und sie verändern. Du kannst deine Träume und Ziele in die Realität umsetzen. Es ist an der Zeit, dein Schöpfertum zu leben, denn du hast die Macht, dein Leben so zu gestalten, so wie du es dir wünschst.

Stell dir vor, du befindest dich in einem wunderschönen Wald, umgeben von deinen inneren und äußeren Einflüssen. Doch in diesem Wald lauern auch deine „Fressfeinde", die dich davon abhalten, dein volles Potenzial zu entfalten. In unserer Reise des Lebens stehen wir oft vor Fressfeinden – jene unsichtbaren Kräfte, die unsere Energie und Freude auffressen können. Doch bevor wir diese Fressfeinde bändigen können, müssen wir sie zuerst erkennen. Schau tief in deine Innenwelt, in den Spiegel deiner Seele und frage dich:

» **Was sind deine Fressfeinde? Was sind deine inneren Dämonen, die an deinem Glück knabbern? Sind es Gedanken, die dich belasten und dich daran hindern, vorwärtszukommen? Verweilst du zu lange in der Vergangenheit, in schmerzhaften Erinnerungen, die dich gefangen halten? Lässt du dich von negativen Gefühlen hinunterziehen, wie von einem schweren Anker? Glaubst du an Überzeugungen, die dich begrenzen und einschränken? Hältst du an ungesunden Verhaltensmustern fest, die dich**

davon abhalten, dein volles Potenzial zu entfalten? Bist du wirklich im Hier und Jetzt und übernimmst die Verantwortung für alles in deinem Leben?
» Aber nicht nur in deiner Innenwelt lauern Fressfeinde. Schau auch in deine äußere Welt und frage dich, welche Energieräuber dort auf dich warten. **Welche Menschen rauben dir Energie, ziehen dich hinunter oder halten dich zurück? Wo solltest du ab jetzt mutig „Nein" sagen, um deine eigenen Bedürfnisse zu schützen? Welche Dinge und Situationen kosten dich wertvolle Energie, ohne dir etwas zurückzugeben?**
» Und im Gegenzug: **Was schenkt dir Energie? Was bringt Freude und Erfüllung in dein Leben?**

ARBEITE ALL DIESE FRAGEN AUS, denn du weißt ja:
Was du schreibst, das bleibt.

Erstelle eine Liste, eine Landkarte deiner Energiediebe und Energiespender und aktualisiere sie regelmäßig, denn in der Klarheit liegt die Macht. Indem du deine Energieräuber und auch deine Energiequelle identifizierst und bewusst mit ihnen umgehst, kannst du deinem Leben die Freiheit, Energie und Erfüllung schenken, die es braucht.

„Um klar zu sehen, genügt oft ein Wechsel der Blickrichtung"
Antoine de Saint-Exupéry

III. Übergang in die Kokon-Phase

Verpuppung:

Motto: „Ich bin bereit Altes loszulassen, damit Neues entstehen kann."

Folge jetzt dem imponierenden Geschehen im Inneren der Puppe, das so geheimnisvoll und doch so inspirierend für uns ist.

LIO erzählt uns: „In der schützenden Umarmung meines Kokons durchzogen mich pulsierende Wellen der Vorfreude und des Ausbruchs. Die Welt draußen mochte in Stille verfallen sein, aber in meinem innersten Kern spürte ich, wie sich das Leben neu formte, wie die Fasern meines Körpers sich neu ordneten. Mein starker Herzschlag, so intensiv pochend, verkündete das Wunder der Metamorphose. Die Umhüllung meines Kokons fühlte sich an wie eine zärtliche Liebkosung der Natur, eine Umarmung, die mich in die Zukunft trug.

Jede Sekunde, die ich in dieser dunklen Kammer verweilte, war ein Versprechen, ein lebendiges Zeugnis meiner bevorstehenden Verwandlung. Die Einsamkeit des Kokons wurde durchdrungen von der Gewissheit, dass ich auf dem Weg zu etwas Größerem war. Inmitten der Dunkelheit meines Kokons spürte ich eine unaufhaltsame Energie, die mich wandeln ließ. Meine Zellen vibrierten vor Aufregung, als würden sie die Melodie meines künftigen Fluges vorwegnehmen. Jeder Moment war ein Tanz der Veränderung, die sich in mir entfalten würde.

Und so verweilte ich im Kokon, getragen von der Magie des Moments, von einer brennenden Leidenschaft erfüllt, meine Flügel auszubreiten und in die Welt der Schönheit einzutauchen, von der ich in meinen kühnsten Träumen geträumt hatte."

Wie kommt es zum Übergang in die Puppenform – der Chrysalis?
Die Raupe ist jetzt sozusagen erwachsen geworden und nimmt einen anderen Körper an, indem eine Reihe von Prozessen im Inneren stattfinden. Der Transformationsprozess ist faszinierend! Im Inneren stirbt die Raupe, ihr Körper löst sich vollständig auf. Die Raupe zerstört sich selbst, sie löst sich auf zu Brei und verwandelt sich so komplett.

Was geschieht im Verborgenen des Kokons?
Zuerst frisst sich die Raupe satt, dann spinnt sie sich in einen Kokon, der Chrysalis, ein. Doch was geschieht in diesem Kokon? Plötzlich schlüpft etwas völlig Neues daraus. Was geschieht während dieser Verwandlung im Verborgenen?
Während sich die Raupe im Kokon befindet, stirbt sie. Ihr Körper löst sich auf und wird zu einer organischen Substanz. Gleichzeitig werden die „Imaginal Cells" (Imaginäre Zellen) aktiv. Diese Zellen haben einen völlig anderen Bauplan als die Raupe und beginnen sich zu entwickeln.
Am Anfang verhalten sich die neuen Zellen, die Imaginal Cells, wie eigenständige Individuen. Das alte Immunsystem der Raupe erkennt sie als fremd und attackiert sie. Trotzdem setzen die Imaginal Zellen ihren Prozess der Entwicklung und Gruppierung fort. Das heißt, die Raupe, die ja zum Schmetterling werden soll, bekämpft eigentlich das, was ihr die Tür zur Zukunft öffnen möchte. Die Imaginal Cells sind aber weiter aktiv und beginnen sich zu gruppieren und in Resonanz zu gehen.
Die neuen Zellen verbinden sich miteinander und kommunizieren in derselben Sprache. Sie tauschen Informationen aus und stimmen sich auf dieselbe Frequenz ein. So verwandeln sie sich allmählich von einzelnen Zellen zu einem mehrzelligen Organismus: **dem Schmetterling!** Dieser Vorgang geschieht durch die Kraft der Zusammenarbeit, der Vernetzung.
Für mich – als Coach, die Menschen in ihre wahre Größe begleitet – ist genau dieser Vorgang, den ich eben beschrieben habe, so außergewöhnlich. Es zeigt uns nämlich, dass ein „bisschen" Veränderung nicht ausreicht, um auf die Spitze des Berges hinaufzukommen. Ja, es stimmt, ein bisschen Veränderung bringt dich ein „bisschen" weiter zu deinem Ziel. Aber das ist vielleicht 1 Meter weiter und dein Ziel ist 200 km entfernt. Du erreichst wohl eine höhere Ebene deiner Identität, doch bist du noch sehr weit von der Ziel-Erreichung entfernt!
Der Schmetterling lehrt uns in dieser Phase, dass nur eine **VOLLSTÄNDIGE** Veränderung deiner Persönlichkeit dich in deine wahre Größe bringt.

„Du bist nicht nur ein Tropfen im Ozean.
Du bist auch der Ozean in einem Tropfen."
Rumi

Die Raupe hört auf zu fressen, ihr Stoffwechsel stoppt, sie entleert den Darm, schrumpft zusammen und im letzten Stadium bildet sich die Puppenhaut. Sie sucht sich einen ruhigen Verpuppungsplatz aus, der gut geschützt ist. Dann streift sie

die Raupenhaut ab und darunter erscheint die Puppenhaut, der Kokon. Dieser ist anfänglich weich und beweglich, doch einige Tage später wird er durch das eingelagerte Chitin hart und unbeweglich. Das Insekt sucht sich einen ruhigen Ort aus, wo es vor Feinden geschützt ist.
Es spinnt einen Faden aus Seide und hängt sich kopfüber daran auf, meist auf der Futterpflanze selbst. Man erkennt bereits die Augen vom Falter, den Rüssel in einer Falte, angelegte Flügel und Atemlöcher zum Atmen, denn die Puppe muss auch atmen. Manche spinnen noch einen Seidenfaden, der aus einer Spinndrüse als Flüssigkeit ausgeschieden und an der Luft fest wird. Der Seidenspinner fabriziert seinen ganzen Kokon aus einem Seidenfaden, was auch zur brutalen Seidengewinnung verwendet wird. Die Puppe ist jetzt steinhart und nimmt sogar als Schutz die Farbe ihrer Umgebung an.
In der Regel dauert das Puppenstadium zwei Wochen, bei einer Überwinterung mehrere Monate und bei einigen Nachtfaltern sogar bis zu 3 Jahren. An die Stelle der Raupe ist ein vollkommen anderes Wesen getreten, das im Kokon auf seine Befreiung wartet. Ein Geschöpf mit Flügeln, einem neuen Gehirn, neuen Augen und Beinen. Und was das Wichtigste ist: Es kann sich fortpflanzen. Doch erstaunlicherweise handelt es sich immer noch um dasselbe Insekt. Sein einzigartiger genetischer Code ist unverändert.
Eine Seele in zwei vollständig verschiedenen Körpern!

Diese Metamorphose inspirierte **Lord Brahma** dazu die Geschichte der REINKARNATION verständlich zu erklären:
Der hinduistischen Legende nach beobachtete der Hindu Gott Brahma, der Schöpfer der Welt, wie sich die Raupen in seinem Garten verpuppten und sich in Schmetterlinge verwandelten, und entwickelte so die Vorstellung der Reinkarnation. Reinkarnation ist die Lehre der Wiedergeburt, wobei die Seele immer wieder in anderen Körperformen wiedergeboren wird, jeweils nach seinem Karma. Es kehrt das Individuum nach einiger Zeit auf die Erde zurück, um wieder und wieder geboren zu werden – bis zu seiner endgültigen Erlösung (= Moksha) durch das Aufgehen in der Weltseele.
Dieser Kreislauf der Wiedergeburten gilt als Naturgesetz. Kategorien wie Strafe oder Belohnung spielen in diesem Zusammenhang keine Rolle. Die alten Griechen verbanden den Schmetterling mit der Seele und benutzten für beides dasselbe Wort: Psyche.

Auf den Flügeln der Veränderung – Was wir aus diesem wundervollen Vorgang lernen können

Die psychologische Dimension der Metamorphose

Warum bleibt die Raupe nicht einfach eine Raupe? Die Raupe hat das Problem, dass sie nicht viel herumkommt. Ihre Aufgabe ist zu fressen und zu wachsen. Sie frisst alles auf und so gibt es nicht genügend Nahrung für eine weitere Generation. Um weiterhin Nahrung zu finden und den Standort zu wechseln, braucht sie Flügel.
Ein unbeweglicher Pflanzenfresser wird in einen fliegenden Nektarsauger verwandelt, die eigentliche Veränderung ist also nicht nur die physische Verwandlung, so spektakulär sie auch sein mag, sondern die gesamte Lebensweise des Tieres ändert sich. Die Verpuppung des Schmetterlings ist ein faszinierender Prozess, der dir viele wichtige geistige Lektionen und Erkenntnisse vermittelt.
Du kannst schon ganz gespannt sein, welche Einsichten wir hier bei der Metamorphose gewinnen werden. Hier vergleiche ich das Geschehen im Kokon direkt mit unserer tiefgreifenden Transformation durch die Herausforderungen unseres Lebens. In den folgenden Punkten möchte ich dir aufzeigen, welche tiefen Erkenntnisse wir aus dem Kokon-Prozess gewinnen können – Einsichten, die uns auf unserem eigenen Weg der Umwandlung inspirieren.

- **Gier verliert:** Der „alte Körper", die alten Systeme, sind hemmungslos gefräßig. In unserer Welt: Die Zeit des unersättlichen, rücksichtslosen Konsumierens auf Kosten anderer ist vorbei. Sie führen zum Kollaps der Gesellschaft und der Erde. Schwerfälligkeit, Erschöpfung, Krankheiten, träge Prozesse, Gewalt, Kriege, Naturkatastrophen, Klimawandel, Dürren, Hungersnot, Armut und Ressourcenvergeudung sind die Symptome.

„Wer süchtig ist nach bestimmten Dingen,
den wird die Gier verschlingen."
Wilhelm Busch

- **Das Alte muss sterben:** Die Metamorphose zeigt uns, dass das Alte sterben muss. Es ist über kurz oder lang dem Tod geweiht. Der Verstand ist am Ende. Wir benötigen eine neue Software, eine neue Art zu denken, eine neue Intelligenz, neue Vorgehensweisen, neue Lösungen, neue Verhaltens- und Denkweisen. Wir sehen an allen Seiten, dass

Zerstörungen stattfinden, und sind noch immer nicht bereit uns grundlegend zu verändern.

„Wenn das Weizenkorn nicht in die Erde fällt und stirbt, so bleibt es allein. Wenn es aber stirbt, bringt es viel Frucht.“
Joh. 12:24

Mit jeder Antwort wächst deine Klarheit. Nutze sie, um dich weiterzuentwickeln.

- Welche Rolle spielen die Imaginal Cells bei uns Menschen?
- Wer von uns ist die Quelle innovativer und kreativer Ideen?
- Welche Personen haben die Fähigkeit, sich neue Möglichkeiten vorzustellen und diese dann in die Realität umzusetzen?
- Wer besitzt die innovativen und inspirierenden Visionen, die den neuen Bauplan für die Zukunft enthalten?
- Wo finden wir Menschen mit motivierenden Konzepten und Ideen, die den Fortschritt vorantreiben?
- Wo liegen die individuellen Beiträge zur Gestaltung einer besseren Zukunft?
- Wer trägt die visionären Zellen in sich, die den Wandel vorantreiben und neue Wege aufzeigen?
- Wo sind die Taten jener, die die Macht in den Händen haben und sie nutzen, um Veränderungen herbeizuführen?
- Welche Personen setzen Ideen tatsächlich in die Tat um und gehen aktiv voran, um unsere Zukunft zu gestalten?
- Bist du selbst einer dieser Menschen mit hohen Visionen, die den Wandel vorantreiben?

Auch wenn du den Weg noch nicht klar vor dir siehst, erinnere dich: Jeder große Wandel beginnt mit einem ersten Schritt. Lass dieses Buch der Funke sein, der dich dazu inspiriert, deine Visionen Wirklichkeit werden zu lassen.

- **Kampf im Kokon:** Das alte Immunsystem, die alten, konservativen Kräfte, schlagen zurück. Es fühlt sich in Frage gestellt, gestört und leistet Widerstand. So auch bei uns Menschen: Es ist wichtig zu wissen und zu akzeptieren, dass sich das Neue in der Regel nicht widerstandslos durchsetzen kann, dass einem als Visionär nicht die Türen offenstehen.

In der Phase der individuell erwachenden Zellen ist es wichtig, den Kurs beizubehalten und sich von den konservativen Kräften nicht entmutigen zu lassen. Das alte Denken wird immer behaupten, dass die neue Vision naiv und unrealistisch sei. Der Schritt aus dem Altgewohnten, der Komfortzone, zu wagen, wird aus Angst vor dem Neuen oft nicht getan.

- **Suche Gleichgesinnte:** Der verpuppte Schmetterling ist nicht allein, Tausende anderer Schmetterlinge erleben dasselbe, besitzen also eine Gruppenidentität. In der ersten Phase des Neubeginns fühlt man sich als Visionär oft unverstanden, lächerlich gemacht und allein. Hier ist es ratsam, sich sofort nach Gleichgesinnten umzuschauen, nach dem Motto: „Mit wem kann ich gut? Wen mag ich? Mit wem könnte es Spaß machen das Neue zu initiieren? Wer könnte mich unterstützen und denkt ähnlich wie ich?" Gleichzeitig ist es in dieser Phase sinnvoll, sich auf das Ziel zu konzentrieren und nicht alle überzeugen und mitziehen zu wollen. Wenn du es trotzdem versuchst, verlierst du viel von deiner Begeisterung und Energie.

- **Wichtige Eigenschaften:** Um eine wirkungs- und kraftvolle Imaginal Cells zu sein, benötigt es Mut, Abenteuerlust, Pioniergeist, Leichtigkeit, Zuversicht, Durchhaltevermögen und keine Angst vor Rückschlägen und Kritik. Vor allem braucht es Verzicht auf Wehleidigkeit und Gejammer, wie aus der Vergangenheit hinlänglich bekannt.

- **Angst vor Veränderung:** Wir scheinen uns davor zu fürchten, uns zu verändern. Wir haben ein starkes Identitätsempfinden, das mit unserer äußeren Erscheinung und unserer Gestalt verbunden ist. Die Angst vor Veränderungen findet ihren Ursprung darin, dass du dir selbst nicht viel zutraust. Einerseits mögen wir Veränderung, andererseits ist uns auch bewusst, dass uns diese aufreiben kann, und haben Angst davor. Unser innerer Schutzmechanismus will uns außerdem vor jeder Veränderung abhalten, denn er will dich in der sicheren und altgewohnten Komfortzone halten. Unser Verhältnis zur Verwandlung weicht stark von der Verwandlung in der Natur ab. Dort wirkt sie wie ein starrer, vorprogrammierter Prozess, der präzise wie ein Uhrwerk funktioniert. Bei uns Menschen haben wir die Chance der Entscheidung, nützen aber diese Chance häufig nicht, aus Angst vor dem Unbekannten. **Kennst du das auch? Dieses unangenehme Gefühl der Angst, bevor du eine große Entscheidung triffst?** Doch gerade diese Angst ist der Wegweiser, dass du auf dem richtigen Weg bist!

„Alles, was du willst, ist auf der anderen Seite der Angst."
Jack Canfield

- **Möglichkeiten der Entscheidung:** Wir Menschen haben den großen Vorteil, dass wir nicht in einem vorgegebenen Programm leben, sondern dass wir das große Geschenk der freien Entscheidung besitzen. Du kannst also entscheiden, ob du dich überhaupt verändern willst, ob du im Raupen-Stadium bleibst oder im Kokon oder ob du den Weg zum Schmetterling, in die Freiheit, gehen willst. Ich bin der Schöpfer meines Lebens, das darf ich mir immer wieder bewusst machen.

Bist du dir dessen bewusst? Fühlst du dich noch als Opfer oder schon als Schöpfer?

- **Transformation und Wachstum:** Die Verwandlung vom Ei über die Raupe zur Puppe und schließlich zum Schmetterling symbolisiert einen Prozess der persönlichen Transformation und des inneren Wachstums, der auch in unserem eigenen Leben stattfindet. Wenn du im Leben in dein volles Potenzial kommen möchtest, ist es unumgänglich, dass du laufend aus deinem alten Ich in ein völlig anderes schlüpfst, das mutig und sicher die nötigen Veränderungen durchläuft, um ans Ziel zu kommen. Veränderung bedeutet Leben – in der Natur findet ständiges Wachstum statt. Leben bedeutet ständige Veränderung und ist ein Grundgesetz der Natur – was sich nicht verändert, bedeutet Tod in der Natur!

- **Durchhaltevermögen und Ausdauer:** Die Verpuppung erfordert Zeit und Geduld. Es erinnert uns daran, dass wir manchmal eine Phase der Ruhe und des Wartens durchlaufen müssen, bevor wir unsere volle Größe entfalten können. Am Gras kannst du auch nicht ziehen, damit es schneller wächst – oder? Genauso ist es bei unserer geistigen Transformation. Sie kann nur schrittweise und im eigenen Tempo erfolgen. Ich musste 40

Jahre warten, um die geistigen Botschaften der Natur zu verstehen. Das Entscheidende war, dass ich diesen Zugang überhaupt bekam. Es war das größte Geschenk meines ganzen Lebens. 40 Jahre Geduld, Ausdauer und Vertrauen hatten sich gelohnt, denn seither darf ich Botschafterin von Mutter Natur sein und ihre wunderbaren Botschaften weitergeben. In der Natur gibt es keinen Druck, alles geschieht so, wie es sein soll.

„Jedes Werden in der Natur, im Menschen in der Liebe muss abwarten, geduldig sein, bis seine Zeit zum Blühen kommt."
Dietrich Bonhoeffer

- **Loslassen und Veränderung:** Die Raupe muss sich von ihrer bekannten Umgebung und ihrem Körper lösen, um sich in eine Puppe zu verwandeln. Das lehrt uns, dass Veränderung mit dem Loslassen von Gewohnheiten und Bequemlichkeiten verbunden ist. Im Kokon findet eine totale Transformation statt, das Alte wird losgelassen, das Neue gestartet. Beobachte die Bäume im Herbst: Auf der einen Seite lassen sie ihre Blätter los, auf der anderen Seite bilden sie Knospen für das neue Erblühen im Frühjahr. Es fasziniert mich immer wieder, das zu beobachten.

„**Stirb und werde!**" ist das Motto von Mutter Erde.
Du darfst dein Ego sterben lassen, um in deine höchste Verwirklichung, dein höchstes Potenzial zu gelangen. Auch die Raupe stirbt, um als Schmetterling neu geboren zu werden. Ich bin jedes Mal erstaunt und begeistert über die tiefe Weisheit der Natur! **Geht es dir auch so? Welche Botschaft hast du schon erfahren? Was darfst du aktuell loslassen?**

**„Wenn du etwas loslässt, bist du etwas glücklicher.
Wenn du viel loslässt, bist du viel glücklicher.
Wenn du ganz loslässt, bist du frei.**
Deepak Chopra

- **Akzeptanz:** Damit wir uns ändern können, müssen wir das „Jetzt", den aktuellen Zustand, erst einmal anerkennen und uns damit auch in Ordnung und richtig fühlen. Vorher kann keine Transformation stattfinden. Du kannst nicht zu früh oder zu spät eine Veränderung nur durch deinen Willen erreichen. Das bedeutet Druck und unter Druck gedeiht nichts.

Wenn du an einer Blumenknospe andrückst, wird sie sich sicher nicht früher öffnen, als es für sie vorgesehen ist. Alles kommt zur richtigen Zeit, auch deine Veränderungen. Denke an einen Obstbaum: Es dauert, bis der Fruchtbaum Früchte gibt. Akzeptiere deinen Ist-Zustand, fokussier dich auf dein Ziel und geh Schritt für Schritt geduldig deinen Weg, bis du dein Ziel erreichst.

Was kannst du nicht akzeptieren? In deiner Innenwelt? Im Außen?

„Wer mit sich selbst in Frieden leben will,
muss sich so akzeptieren, wie er ist."
Selma Lagerlöf

- **Verborgene Schönheit:** Während der Puppenphase ist die wahre Schönheit des Schmetterlings noch verborgen. Das erinnert uns daran, dass in jedem von uns eine verborgene Schönheit und ein hohes Potenzial stecken, die entdeckt werden wollen.

Welches Bild hast du von dir selbst? Fühlst du dich klein oder groß? Wertlos oder wertvoll? Glaubst du an dich?

Lass dich nicht von deinen Gefühlen der Minderwertigkeit hinunterziehen, denn du bist viel größer, als du denkst.

- **Anpassungsfähigkeit:** Die Puppe besitzt eine schützende Hülle, die die Raupe während ihrer Verwandlung zum Schmetterling umgibt. Dies erinnert uns daran, wie wichtig es ist, sich an neue Lebensumstände anzupassen und unsere eigenen Schutzmechanismen zu entwickeln. Selbstschutz ist auch Selbstfürsorge. Sorge zuerst für das Königreich in dir, dann wird dir alles andere dazugegeben. Passe dich an die Umstände an und mache stets das Beste daraus. Sieh in allem das Geschenk.

„Der Wind knickt die Eiche um, aber das Schilf schafft er nicht."
aus Ungarn

- **Glaube und vertraue dem Unbekannten:** Die Raupe weiß nicht, was sie während der Verpuppung erwartet, dennoch geht sie mutig diesen Schritt. Das lehrt uns, dass wir manchmal den Mut haben müssen, uns auf das Unbekannte einzulassen und darauf zu vertrauen, dass etwas

Schönes daraus entstehen wird. Vertraue darauf, dass alles zu deinem Besten geschieht.

„Vertraue darauf, dass letztendlich alles seinen Sinn hat.
Das überwindet deine Angst und stärkt dein Vertrauen."
Sadhvi Shanti

- **Die Kunst der Selbstentfaltung, inspiriert von der Natur:** Wenn der Schmetterling aus der Puppe schlüpft, zeigt er seine Flügel und entfaltet sich in seiner vollen Pracht. Es ermutigt uns, unser eigenes volles Potenzial, unsere wahre Größe zu erkennen, zu verwirklichen und unser wahres Selbst zum Ausdruck zu bringen. **Bist du bereit dich zu zeigen? Bleibst du in deiner schützenden Hülle? Oder zeigst du dich mutig im Außen?**

- **Zielorientiert:** Schon im Ei ist der genetische Code festgelegt, und die Raupe hat das vorbestimmte Ziel, ein Schmetterling zu werden. In jedem Einzelnen von uns schlummern die Samen der Vollkommenheit, bereit, sich zu entfalten, ganz gleich, was das Leben uns entgegenwirft. Diese Erkenntnis ist wie ein Ruf, unsere inneren Schätze zu entdecken und zu entfalten – eine Reise, die uns zu der besten Version unseres Selbst führen kann. Die Suche nach Selbstverwirklichung ist nicht nur das Streben nach persönlichem Wachstum, sondern auch der Weg zu einem wundervollen und selbstbewussten Menschen. Dabei geht es nicht nur darum, sich selbst zu lieben, sondern auch darum, diese Liebe großzügig in die Welt zu tragen. In diesem Prozess wirst du zu einem lebendigen Kanal, zu einem wahren Schöpfer deines eigenen Lebens, der positive Veränderungen in deiner Umgebung bewirkt und ein Leuchtturm für andere wird.

„Es spielt keine Rolle, wie langsam du vorankommst,
solange du nicht stehen bleibst."
Konfuzius

Stell dir vor, du bist wie die Raupe, die sich in einen farbenprächtigen Schmetterling verwandelt. Deine Reise der Selbstentfaltung ist ein Abenteuer,

bei dem du deine Flügel entfalten und durch die Weiten der Möglichkeiten schweben kannst. Du bist nicht nur aufgefordert, die beste Version von dir selbst zu werden, sondern auch dazu, die Welt um dich herum mit Liebe zu durchdringen und zu gestalten. Setze dir Ziele, entwickle dich weiter und trage die Liebe, die in dir steckt, hinaus in die Welt.
Deine eigene Veränderung verändert die Welt!

- **Vertrauen:** Die Raupe vertraut in allen Phasen der Metamorphose, sei sie noch so schmerzhaft, darauf, dass sie ihr Ziel des idealen Schmetterlings erreichen wird. Sie fühlt sich sicher und geführt und folgt ihrer Bestimmung. Sie weiß um das Wunderbare, das sie dort erleben wird, und strebt mit allen Kräften danach dieses Ziel zu erreichen. Du darfst auch darauf vertrauen, dass der Weg deines Lebens in die richtige Richtung führt. So wie der Fluss unweigerlich zum Meer findet, ist es unser Ziel, uns mit dem großen Ganzen, der All-Seele, zu verbinden.

SELBSTERMUTIGUNG: „Ich bin Teil des großen Ganzen und deshalb bin ich so wertvoll wie das große Ganze."

- **Bedeutung des Alleinseins:** Während der Verpuppung ist der Schmetterling allein in seinem Kokon. Es zeigt dir die Bedeutung von Zeiten der Einkehr und des Alleinseins, denn es sind kostbare Momente der Einkehr, in denen du wunderbare Eingebungen empfangen kannst. Erkenntnisse aus deinem Herzen, die dir den Weg weisen für deine nächsten Schritte, um auf die nächst höhere Bewusstseinsstufe zu gelangen.

„Zeiten des Alleinseins sind Zeiten,
um zum All-Eins-Sein zurückzufinden."
Sadhvi Shanti

In dir selbst ist die Quelle der Weisheit, des Wissens, der Erkenntnis, der Intuition. Um diese Quelle zu entdecken, darfst du alle Ablenkungen des Außen beiseitelassen und dich auf die Reise zu dir selbst zu machen. Tägliche Meditation hilft dir dabei.

„Nur im Alleinsein können wir uns selbst finden.
Alleinsein ist nicht Einsamkeit, sie ist das größte Abenteuer!"
Hermann Hesse

Leidest du, wenn du allein bist? Oder genießt du es? Wann hattest du die größten Erkenntnisse? Erinnere dich daran! Wann gehst du wieder in die Einkehr?

- **Wie Innen so Außen:** Die Metamorphose des Schmetterlings zeigt uns, dass Veränderung stets von innen nach außen erfolgt. Wenn du also im Außen eine neue Form annehmen willst, ein neues Ziel erreichen möchtest, muss die Veränderung zuerst im Inneren stattfinden. Der Prozess der Veränderung eines Lebewesens findet stets von innen nach außen statt, nach dem Gesetz von Ursache und Wirkung. Das bezieht sich auch auf uns Menschen.

Die Regel „Wie innen, so außen" bezieht sich darauf, dass unsere Gedanken, Gefühle und Einstellungen einen direkten Einfluss auf unser äußeres Leben und unsere Lebensumstände haben. Es betont die Wechselwirkung zwischen dem, was in unserem Inneren geschieht, und dem, was sich in unserer äußeren Realität manifestiert. Im Kern besagt diese Formel, dass unsere Denkweise und unsere Emotionen unsere Handlungen und letztendlich unsere Lebensumstände formen. Es betont, dass eine positive innere Einstellung zu positiven äußeren Erfahrungen führt.

„Nicht von außen wird die Welt umgestaltet, sondern von innen."
Leo Tolstoi

- **Symbol für Hoffnung und Neubeginn:** Der Schmetterling wird oft als Symbol für Hoffnung und Neubeginn betrachtet, da er aus einem unscheinbaren Insekt zu einem farbenfrohen und majestätischen Wesen wird. Dies erinnert uns daran, dass selbst in dunklen Zeiten Veränderung und positive Transformation möglich sind und wir am Ende ein wunderbares Geschenk erhalten, nämlich eine neue Identität, die dich immer weiter in deine volle Größe bringt. Die Verpuppung des Schmetterlings ist daher nicht nur ein faszinierendes naturwissenschaftliches Phänomen, sondern auch eine wertvolle Metapher für unser eigenes menschliches Wachstum und unsere geistige Entwicklung.

Das Geschehen im Kokon: Wie aus einer Raupe ein Schmetterling wird

Damit aus einer Raupe ein Schmetterling wird, muss sich die vollgefressene Raupe in einen Kokon einspinnen, der dann verhärtet. Äußerlich völlig leblos, spielt sich im Inneren dieses Kokons ein Drama ab. Die Raupe zerstört sich selbst, sie löst sich auf zu Brei! Hier und da entstehen nun neue Zellen, die nichts mit der Raupe zu tun haben, sogenannte imaginale Zellen. Das noch aktive Immunsystem des alten Systems Raupe erkennt diese imaginalen Zellen und bekämpft sie. Das heißt, die Raupe, die ja zum Schmetterling werden soll, bekämpft eigentlich das, was sie ans Ziel bringt. Weil diese neuen Zellen jedoch alle gleich schwingen, erkennen sie sich und schließen sich zu Verbänden zusammen. An einem bestimmten Punkt realisieren diese Verbände imaginaler Zellen, dass sie etwas völlig Eigenständiges, Neues darstellen. Das ist die eigentliche Geburtsstunde des Schmetterlings, noch bevor er sich aus dem Kokon entpuppt. Die Kokonphase dauert 2–4 Wochen, andere sogar 1 oder 2 Jahre später, was das dauerhafte Überleben der Population sichert.

Wie du aus der Komfortzone in die Freiheit kommst

Wie die Raupe sich in ihrem Kokon zurückzieht, verhärtet sich auch unsere Komfortzone, wenn wir uns in gewohnte Muster einspinnen. Diese Zone gibt uns ein Gefühl der Sicherheit, aber tief im Inneren wissen wir, dass wir für mehr bestimmt sind. Doch wie die imaginalen Zellen im Kokon, die den Schmetterling formen, entsteht in uns ein neuer, freier Teil, der zunächst bekämpft wird – und zwar von unserem alten Ich, das sich an die Sicherheit und Gewohnheiten der Komfortzone klammert. Der Prozess, aus dieser Zone auszubrechen, ist nicht immer einfach. Wie die Raupe müssen wir Teile von uns loslassen, die nicht mehr zu uns passen, um Platz für das Neue zu schaffen. Es kann chaotisch und sogar schmerzhaft sein, wenn alte Überzeugungen und Gewohnheiten sich auflösen. Aber in diesem Chaos liegt auch die Chance, unser wahres Potenzial zu entdecken.

Wenn du diesen Moment der Veränderung erreichst, wird es sich anfühlen, als ob du an einem Scheideweg stehst – wie die imaginalen Zellen, die erkennen, dass sie etwas Neues sind. Du wirst spüren, dass etwas in dir wächst, das bereit ist in die Freiheit zu fliegen. Der Weg zur Freiheit bedeutet, die alte Komfortzone hinter dir zu lassen und den Mut zu haben, dich in das Unbekannte zu begeben. Dort wirst

du entdecken, dass die wahre Freiheit nicht in der Bequemlichkeit liegt, sondern darin, Schritt für Schritt immer weiter in die Veränderung zu gehen.
Jeder Schritt aus der Komfortzone mag zunächst Angst und Unsicherheit bringen, aber gerade durch diese Herausforderungen musst du hindurchgehen. Nur so näherst du dich deinem wahren Selbst und deinem höchsten Potenzial – wie der Schmetterling, der nach langen Mühen und vollständiger Umwandlung aus seinem Kokon schlüpft und schließlich in seine Freiheit und Größe fliegt.

Was hat der Kokon mit uns und unserer Gesellschaft zu tun?
Sitzen wir nicht alle im Kokon unserer eigenen Gedankenwelt? Ich meine: Wir stecken alle zusammen derzeit in einer chaotischen Kokon-Phase und befinden uns mitten in einer Metamorphose, wo wir vor etwas Neuem stehen, das wir uns noch nicht vorstellen können.

„Was die Raupe das Ende der Welt nennt,
das nennt der Rest der Welt Schmetterling!"
Laotse

Sind wir nicht alle in unseren eigenen Gedankenwelten eingesponnen? Betrachten wir dies als gemeinsame Reise durch eine Phase des Wandels, in der wir vor dem Unbekannten stehen, voller Potenzial, aber noch nicht greifbar. Ähnlich wie Zellen im Kokon wehren wir uns zunächst gegen Veränderungen. Wir klammern uns ans Alte, meiden das Neue, das Unbekannte, aus Angst vor dem Unvorhersehbaren. Doch vielleicht verbirgt sich in dem, was wir als Bedrohung empfinden, die Chance für etwas Neues.
Die Ängste und Unsicherheiten während dieser Phase dienen als Spiegel, der zeigt, dass Veränderung möglich ist. **Du hast die Kraft, etwas zu ändern. Indem der Fokus von der Angst auf das Neue gerichtet wird, wird die Furcht schwinden. Wie lange hast du versucht, dich aus den Fesseln des Gewohnten zu befreien?** Verzweiflung quält dich, wenn du alles gibst, doch vergeblich. Es fühlt sich an, als müsstest du aufgeben, dich deinem Schicksal ergeben. Doch in diesem resignierten Moment geschieht der Klick, der alles verändert. Befreie dich, so wie der Schmetterling sich befreit, um seine Flügel zu stärken und ins Freie zu schweben.
Geben wir den Prozessen Zeit, denn Veränderung braucht ihre eigene Zeit. Anerkennen wir das „Jetzt" und nehmen das Gefühl dazu an, bevor wir uns auf den Weg

zur Veränderung begeben. Der individuelle Weg hängt davon ab, wo du stehst und wie du mit den Situationen des Lebens umgehst.
Der Anfang der Metamorphose von der Raupe zum Schmetterling liegt in der Erkenntnis, dass jede Herausforderung einen Hinweis für Veränderung bereithält. Dieser transformative Prozess beginnt in dem Augenblick, in dem wir verstehen, dass Schwierigkeiten und Hindernisse oft Vorboten für positive Veränderungen sind.

Frage dich selbst:

- Was erlebe ich gerade als bedrohlich, was da in mein Leben kommt?
- Was oder wen betrachte ich als Feind und bekämpfe es?
- Ist es eine Krankheit, ein Unfall, Menschen, Änderung der Arbeit, finanzieller Engpass oder anderes?
- Oder ist es gerade diese Herausforderung, die dir eigentlich den Weg in deine neue Zukunft zeigen will?
- Erkennst du das Geschenk darin?

„Es muss das Herz bei jedem Lebensrufe,
bereit zum Abschied sein und Neubeginne,
um sich in Tapferkeit und ohne Trauern
in andere, neue Bindungen zu geben.

Und jedem Anfang wohnt ein Zauber inne,
der uns beschützt und der uns hilft, zu leben.“
aus „Stufen“ von Hermann Hesse

Wie navigieren wir im Moment durch die KOKON-Phase?
In diesem Spannungsfeld von zwei entgegengesetzten Kräften befinden wir uns alle gerade: Einerseits gibt es das Alte, das Vertraute, das mit aller Kraft versucht, sich zu erhalten, und andererseits spüren wir den Wunsch, diese vertraute Struktur zu durchbrechen und uns in Richtung des Neuen, des Unbekannten zu bewegen, das noch nicht greifbar ist und sich unserer Vorstellungskraft entzieht – ähnlich der Raupe, die sich nicht vorstellen kann, dass sie eines Tages zu einem Schmetterling wird. In unserer Existenz, innerhalb der sicheren Komfortzone, sind wir wie die Raupe, die alte Struktur, die zögert, sich zu wandeln. Doch genau in diesem Moment tauchen „imaginäre Impulse“ auf. Und wie reagieren wir darauf? Oftmals sträuben

wir uns dagegen. Wir erkennen sie möglicherweise nicht als unterstützend und wegweisend an, sondern betrachten sie als etwas, das uns ernsthaft bedroht.
Was du gegenwärtig durchlebst, gleicht dem Zusammenbruch vertrauter Sicherheitsstrukturen. Du beobachtest, wie die tragende Struktur ins Wanken gerät, doch oft fehlt dir die Gelegenheit, dies eigenverantwortlich zu reflektieren. Stattdessen projizierst du es auf andere, machst sie für den Verfall verantwortlich. Diese Dynamik lässt unser zwischenmenschliches Miteinander zunehmend undurchsichtiger, bedrohlicher und feindlicher erscheinen. Doch genau das, was du jetzt als herausfordernd und veränderlich empfindest, könnte der Wegbereiter für etwas Neues sein.

„Nicht die Umstände bestimmen dein Leben,
sondern wie du auf sie reagierst."
Epiktet

In Anbetracht deiner aktuellen Lebenssituation überlege dir:

- Was bricht gerade Neues in dein Leben ein?
- Sind es neue Menschen, Veränderungen in deiner beruflichen Situation oder gesundheitliche Probleme, die du als Herausforderungen betrachtest?
- Könnte es jedoch nicht genau das sein, was dir den Pfad in die Zukunft weist?

Die Erkenntnis, dass diese Kokon-Phase mit all ihren Ängsten, Bedrohungen, Einschränkungen und Gefühlen der Verlassenheit ein Geschenk ist, ermöglicht es, einen Teil der Furcht am Ende des Prozesses loszulassen. Deine Fokussierung auf die Angst hindert dich daran, dein neues Potenzial zu entfalten. Wenn du dich hingegen ständig **auf dein Ziel fokussierst**, so bekommst du die Kraft und die Energie, alle Hindernisse am Weg mit Gelassenheit zu überwinden und jedes Mal eine Stufe näher zu deinem Wunschziel zu kommen. Während dein gegenwärtiger Metamorphose-Prozess dich in den kommenden Monaten immer wieder mit intensiven Herausforderungen konfrontieren wird, kannst du sie so geschickt und effektiv meistern.

„Vielleicht ist der Schmetterling der Beweis dafür, dass man durch
viel Dunkelheit gehen und trotzdem etwas Schönes werden kann."
Unbekannt

IV. Der Schmetterling

Motto: „Ich bin endlich frei und genieße das Leben."

LIO erzählt seine eigene Geschichte:

„In dem Moment, als meine Flügel zum ersten Mal das Sonnenlicht berührten, durchzuckte mich ein berauschendes Gefühl von Freiheit. Die Luft trug mich leicht, und ich konnte die Welt aus einer neuen Perspektive betrachten. Mein Herz schlug im Takt des Flügelschlags, und ich spürte die Leichtigkeit, die mich umfing. Die Farben um mich herum waren intensiver, lebendiger. Die Blumen schienen mir zuzulächeln, als würden sie meine Verwandlung feiern. Mit jedem sanften Flattern meiner Flügel fühlte ich, wie die Last der Vergangenheit von mir abfiel, und ich tauchte ein in ein Leben, das von Glück und Leichtigkeit geprägt war. Jeder Moment war erfüllt von der Schönheit des Augenblicks, und ich genoss es, durch die Lüfte zu tanzen. Mit jedem leichten Windstoß spürte ich die Kraft meiner Flügel, die mich durch die Weiten des Lebens trugen. Die Anmut, die ich in mir trug, war nun sichtbar für die Welt, und ich fühlte mich erfüllt von Dankbarkeit für die Reise, die mich zu diesem erstaunlichen Moment geführt hatte. Und so breitete ich meine Flügel aus, bereit, die Welt mit meiner einzigartigen Schönheit zu bereichern."

Der Prozess des Schlüpfens, die Geburt des Schmetterlings:

Der Schmetterling, der bereits völlig erschaffen in der Puppe liegt, klettert nun mit großer Kraftanstrengung heraus. Dabei sind seine Beine im Kokon oder Ast angehängt und seine Flügel müssen unbedingt senkrecht nach unten hängen durch die Schwerkraft, sonst können sich seine Flügel nicht öffnen. Er pumpt jetzt Blut in die Adern seiner Flügel, was einige Stunden dauert, so entfaltet er sich langsam, wobei die Flügel langsam trocknen, so dass er dann in der Lage ist zu fliegen. Dann fliegt er sofort los.

Im vierten und majestätischen Stadium seiner Entwicklung erhebt sich der Schmetterling in die Lüfte, ein wahrhaftes Meisterwerk der Natur. Durch unermüdliche Metamorphose hat er die Ketten seines einstigen Kokons durchbrochen, und nun schwebt er mit farbenprächtigen Flügeln in die Freiheit. Dieses wundervolle Geschöpf symbolisiert den Sieg der Veränderung, und in jedem seiner eleganten Flügelschläge spiegelt sich die transformierende Kraft wider, die in jeder Herausforderung

verborgen liegt. Die Luft vibriert vor Aufregung, während der Schmetterling elegant durch die Weiten schwebt, ein lebendiges Zeugnis für seine Fähigkeit des Wachsens, Akzeptierens und Loslassens.
Dieses Stadium verkörpert den Triumph des Inneren über die Begrenzungen und eröffnet eine Welt voller Möglichkeiten, eine Welt, in der der Schmetterling nicht nur fliegt, sondern auch die Freiheit verkörpert, seine eigene Bestimmung zu wählen. Lass uns jetzt eintauchen in das faszinierende Ballett des Schmetterlings im vierten Stadium, wo er nicht nur fliegt, sondern auch die Essenz des eigenen Seins entdeckt. Der Schmetterling ist ein Symbol für **Wandel, Leichtigkeit, Freude und Kreativität.** Er zeigt dir, dass du dich verändern und entwickeln kannst, wenn du dich dem Fluss des Lebens hingibst. Er bringt dir die geistige Botschaft, dass du deine Schönheit und Einzigartigkeit zum Ausdruck bringen sollst, ohne Angst vor dem Urteil anderer zu haben. Er ermutigt dich auch, dir Ruhe und Rückzugsphasen zu gönnen, um deine innere Kraft zu erneuern.
Hast du in letzter Zeit einen Schmetterling gesehen oder von ihm geträumt?

Erst im Stadium des ausgewachsenen Schmetterlings sind sie geschlechtsreif und können sich nun der Fortpflanzung widmen. Wenn das Weibchen beginnt zu fliegen, verbreitet es Duftstoffe, um ein Männchen anzuziehen. Das Männchen kann diese Duftstoffe über eine Distanz von über 4 km wahrnehmen. Die Vereinigung der beiden erfolgt nicht in einer Kopulation, sondern das Männchen übergibt sein Sperma an das Weibchen in ihre Samentasche (Spermathek), die sich in ihrem Hinterteil befindet. Die Spermaübergabe erfolgt, indem die Insekten ihre Hinterleiber zusammenhängen. Das Sperma bleibt in der Samentasche gespeichert, bis das Weibchen die Eier ablegt – erst dann werden die Eier befruchtet. Nach der Samenabgabe stirbt das Männchen nach einiger Zeit, auch das Weibchen ereilt etwas später dasselbe Schicksal, nachdem sie ihre Eier abgelegt hat. Diese Samenübergabe gibt es übrigens auch bei zahlreichen anderen Tieren wie den Schnecken, Gliederfüßern, Insekten, Spinnentiere und Krebsen sowie bei Ringelwürmern und Plattwürmern.
Manche Schmetterlinge leben nur wenige Tage, andere mehrere Wochen oder Monate. Wenige erreichen ein Jahr, z. B. der Zitronenfalter oder der Trauermantel. Einige wenige überwintern auch in Höhlen. Die meisten Arten überwintern jedoch als Ei, Raupe oder Puppe.

„Leichtigkeit entsteht, wenn wir aufhören, gegen den Strom zu kämpfen, und stattdessen im Fluss des Lebens schwimmen."

Unbekannt

Die emotionale Bedürfnispyramide des Menschen – im Vergleich zum Schmetterling

In unserer Reise durch das Labyrinth des Lebens stehen wir vor einer großen Herausforderung: die Erfüllung unserer emotionalen Bedürfnisse. Wie ein Kompass, der uns durch die Tiefen unseres Menschseins führt, bildet die emotionale Bedürfnispyramide das Fundament für unser Wohlbefinden, unsere persönliche Entfaltung und letztlich für ein erfülltes Leben. In einer Welt, die oft von äußeren Erfolgen und materiellem Fortschritt geprägt ist, dürfen wir nicht vergessen, dass unser inneres Gleichgewicht und unsere seelische Erfüllung auf den 6 grundlegenden Pfeilern ruhen:
Sicherheit, Unsicherheit, Anerkennung und Bedeutung, Liebe und Zugehörigkeit, Wachstum in unser volles Potenzial und der Beitrag für die Welt.
Die emotionale Bedürfnispyramide ist nicht nur ein Konzept, sondern eine Karte, die uns durch die Landschaft unserer Gefühle und Beziehungen führt. Lassen Sie uns gemeinsam erkunden, wie die bewusste Anerkennung und Erfüllung dieser Bedürfnisse nicht nur unser eigenes Leben transformierten, sondern auch die Welt um uns herum positiv gestaltet. Tauchen wir ein in die Tiefen unserer Emotionen und entdecken wir, warum die Pflege unseres inneren Gartens genauso wichtig ist wie die Gestaltung unserer äußeren Realität.

Bist du bereit, die Reise anzutreten? Dann lass uns gemeinsam den Schlüssel zu einem erfüllten Leben entdecken: die emotionale Bedürfnispyramide.
Seit ich die emotionale Bedürfnispyramide kennengelernt habe, verstehe ich viel mehr über mich selbst, unsere sozialen Zusammenhänge, unsere menschlichen und emotionalen Bedürfnisse und auch welche Wirkungen sie verursachen.
Es ist ein feines Spiel zwischen diesen 6 elementaren Punkten unserer emotionalen Bedürfnisse. Wenn 3 von ihnen auf verhängnisvolle Weise kollidieren, entsteht ein gefährliches Mosaik des Verlangens. Dieses kraftvolle Zusammenspiel kann zu suchtähnlichen Verhaltensweisen führen. Wenn sie einmal in den Tiefen der Seele verankert sind, werfen sie ihre eigenen bedrohlichen Schatten. In diesen Momenten offenbart sich die traurige Wahrheit darüber, warum Menschen sich mitunter extremistischen Gruppen anschließen. In ihrer verzweifelten Suche nach Erfüllung,

inmitten von mangelnder Sicherheit, fehlender Anerkennung und einem schmerzhaften Mangel an Liebe und Zugehörigkeit, finden sie sich in Gemeinschaften wieder, die verheißungsvoll erscheinen, aber nicht selten vor Gewalt nicht zurückschrecken. Es liegt eine gewisse Ironie darin, dass diejenigen, die nach einem erfüllten Leben streben, manchmal in den Abgründen von Unsicherheit und Verzweiflung landen. Daher erweist es sich als sinnvoll weitgehend unabhängig zu sein, die Rolle als Schöpfer im eigenen Leben zu übernehmen und den Weg der Selbstverantwortung zu wählen. Denn in dieser Autonomie liegt die Fähigkeit, die eigene Erfüllung zu gestalten, ohne sich in den gefährlichen Wirren von Sucht und Verlust zu verlieren.

- Interessieren dich die Grundbedürfnisse des Menschen?
- Willst du mehr über dich selbst erfahren?
- Weißt du, dass Insekten und Tiere auch diese Bedürfnisse haben?

Die emotionale Bedürfnispyramide des Menschen nach Damian Richter

Sie ist in 6 Kernbereiche unterteilt, während jeder Bereich für eine wichtige emotionale Basis des Menschen steht.

1. **Sicherheit:**

Die Basis der Bedürfnispyramide bildet die Sicherheit. Jeder Mensch wünscht sich ein bestimmtes Maß an Sicherheit. Das ist sein grundlegendes Bedürfnis. Ein Mensch benötigt finanzielle Stabilität, einen sicheren Wohnort und Schutz vor physischen Gefahren, um ein Gefühl der Sicherheit zu haben. Auch die Tiere streben nach Sicherheit: Die Raupe zum Beispiel sucht einen sicheren Platz aus, wo sie ungestört wachsen und fressen kann.

2. **Unsicherheit:**

Wir alle lieben neben der Sicherheit auch eine gewisse Unsicherheit. Obwohl Sicherheit wichtig ist, benötigen Menschen gleichfalls Abwechslung, Herausforderungen oder Abenteuer, um sich weiterzuentwickeln. Nur in Sicherheit zu leben, sich ewig im selben Rad zu bewegen, tagein, tagaus, ist auf Dauer langweilig. Der „Spiel, Spaß und Spannungs-Faktor“ und der Reiz des Neuen werden gesucht. Ein gewisses Maß an Unsicherheit kann auch motivierend sein und persönliches Wachstum fördern. Die Unsicherheit ist im Leben eines Tieres sein ständiger Begleiter, es fördert aber gleichzeitig auch die ständige Achtsamkeit der Tiere.

3. **Anerkennung und Bedeutung:**

Das wünschen sich ebenfalls alle Menschen. Meist suchen wir nach Anerkennung und Bedeutung im Außen. Dadurch machen wir uns zu Marionetten des Lebens, da wir damit die Macht über unser eigenes Leben abgegeben haben. Wir machen Dinge, die wir gar nicht wollen, nur um anderen zu gefallen und ihre Anerkennung zu erhalten. Wir sagen „Ja“, obwohl wir „Nein“ sagen wollten. Wenn auch dir gerade solche Dinge in deinem Leben auffallen, dann ist das vollkommen normal! Denn: Der Wunsch nach Anerkennung ist ein Grundbedürfnis des Menschen. Jeder trägt es auf irgendeine Art und Weise in sich. Es kommt aber auf den Anteil deiner Reaktionen an – wenn du immer nur JA sagst, verlierst du deine eigene Identität und ordnest dich einer anderen Person unter. Die Anerkennung von Freunden, Familie oder Kollegen kann das Selbstwertgefühl stärken. Dieses Bedürfnis beinhaltet auch das Gefühl, einen Beitrag zu leisten und wichtig für andere zu sein. Aus diesem Wunsch nach Anerkennung erklärt speist sich zum Beispiel auch der Beitritt zu Vereinen: In Österreich gibt es mittlerweile 131.000 Vereine, Tendenz steigend, und an die 200 karitative Vereine.

In meinem sozialen Engagement zähle ich mich selbst zu der 3. Gruppe der Bedürfnispyramide, die sich um Mitgefühl und Anerkennung dreht. Ich habe in verschiedenen Vereinen mitgewirkt und zwei karitative Projekte für Nordindien in Österreich ins Leben gerufen. Eines davon konzentrierte sich auf den Bau eines Krankenhauses, das andere auf die Förderung von Bildung und einer sicheren Zukunft für Frauen und Kinder der untersten Schichten. Beide Wohltätigkeitsprojekte erwiesen sich als erfolgreich und leisten einen wertvollen Beitrag zur Erfüllung konkreter Bedürfnisse. Während mein Hauptanliegen als Medizinerin darin besteht, anderen zu helfen, erkenne ich mich selbst darin, dass das Bedürfnis nach Zugehörigkeit und Anerkennung eine Rolle bei meinen Aktivitäten spielt. Die gemeinsamen Anstrengungen des Gebens und Teilens in diesen Projekten schaffen eine starke menschliche Verbindung. Sie reicht über die individuelle Hilfe hinaus und es entsteht eine harmonische gleichgesinnte Gemeinschaft, in der sich jeder wohlfühlt. Es ist interessant zu überlegen, wo jeder von uns nach Zugehörigkeit sucht.

Frage dich:

- Wo suchst du dir Zugehörigkeit und Anerkennung?
- Bist du Mitglied in einer Gemeinschaft oder sogar im Vorstand?

In diesen Momenten, wenn wir uns als Teil eines größeren Ganzen fühlen, erwächst ein Gefühl der Anerkennung und Bedeutung, das weit über persönliche Erfolge hinausreicht.

In dieser Suche liegt ein kraftvoller Schlüssel zur Überwindung sozialer Mangelzustände. Gemeinsam können wir Brücken bauen, die Herzen verbinden und einander zu einem höheren Zweck erheben. Denn am Ende des Tages zeigt sich: Die Suche nach Zusammengehörigkeit und Anerkennung ist nicht nur ein sozialer Faktor, sondern auch ein leuchtender Weg, der Menschen vereint und sie zusammen auf ein gemeinsames Ziel zusteuern lässt.

„Baue Brücken, statt sie zu zerstören."
Sadhvi Shanti

4. **Liebe und Zugehörigkeit:**

In uns allen pulsiert der Wunsch, ein einzigartiges Individuum zu sein und dennoch eine tiefe Verbindung zu anderen zu spüren. Wir sehnen uns nach Liebe und Zugehörigkeit in unseren sozialen Bindungen, Freundschaften und nach dem Gefühl, Teil einer Gemeinschaft zu sein. Schau nur auf die leidenschaftlichen Fußballfans, die ihre Mannschaft liebevoll unterstützen. In Wien, Österreich, gibt es sage und schreibe 125.000 eingetragene Vereine, und diese Zahl wächst stetig. Es ist vollkommen in Ordnung, Briefmarken oder Postkarten zu sammeln, jedoch birgt der Beitritt zu einer gewalttätigen Gruppe, die totale Unterwerfung verlangt, erhebliche Risiken. Diese Gefahr besteht vor allem in der potenziellen Verletzung persönlicher Freiheiten sowie der Beteiligung an gewalttätigen Handlungen oder rechtlichen Konsequenzen.

Denk mal darüber nach:

- Welche Wege hast du in deinem Leben eingeschlagen, um gemocht und geliebt zu werden, um dazuzugehören?
- Welches Gefühl hat das in dir hervorgerufen?

Selbst die Tiere teilen dieses Bedürfnis nach Zugehörigkeit. Schmetterlinge, bereits in ihrer Eiform, formen Gruppen, die später als Raupen weiterbestehen. Mit der Metamorphose treten sie in eine selbstgewählte Isolation ein, nur um dann als Schmetterlinge wieder mit anderen vereint zu sein. Auch viele andere Tierarten suchen die Gemeinschaften, da sie Sicherheit und Schutz bieten.

5. **Wachstum in dein volles Potenzial:**

Wachstum ist der Schlüssel zu einem erfüllten Leben. In der Natur bedeutet Stillstand oft das Ende – genauso ist es auch in deinem Leben. Um dein volles Potenzial zu entfalten und deine wahre Größe zu erreichen, ist es wichtig, dich ständig weiterzuentwickeln und persönlich zu wachsen. Dieses Streben nach Selbstverwirklichung treibt dich an, deine Kreativität freizusetzen und das Leben in seiner ganzen Fülle zu genießen.

Stell dir die Metamorphose einer Raupe vor, die sich in einen Schmetterling verwandelt: In der Phase der Raupe erlebst du physisches Wachstum, ähnlich wie in deiner Jugendzeit. Später kommt die Verpuppung, ein Prozess, der deiner geistigen Entwicklung entspricht. Wie die Raupe im Kokon, gehst auch du durch eine Phase der Veränderung, um die beste Version deiner selbst zu werden. Nach dieser inneren Transformation trittst du hervor, bereit, dein Wissen und deine Erfahrungen mit anderen zu teilen. Die Metamorphose des Schmetterlings verdeutlicht auch, dass Stillstand in deinem Leben bedeutet, in der Komfortzone zu verharren und somit dein eigenes Wachstum vollständig zu blockieren. Mutig die eigenen Ängste zu überwinden und die Grenzen der Komfortzone zu erweitern, führt zu einem erhöhten Selbstbewusstsein und Selbstvertrauen. Dies wiederum mündet in innerer Zufriedenheit und Ausgeglichenheit.

Daher lade ich dich ein, den Wandel zu akzeptieren, so wie der Schmetterling seine Metamorphose annimmt, um so dein volles Potenzial zu entfalten und ein Leben in Freude, Leichtigkeit und innerem Frieden zu führen. Wenn du dein volles Potenzial erreicht hast, bist du in der Lage, deine Botschaft in die Welt zu tragen.

In der gesamten Natur ist der Höhepunkt der Entwicklung erreicht, wenn der befruchtete Samen seine genetische Information großzügig nach außen weitergibt, um alle erworbenen Talente zu verbreiten. Gleichgültig, ob es sich um einen Menschen, eine Blume, einen Baum, einen Fisch oder einen Tiger handelt – überall gilt dieses Prinzip – der Beitrag für die Welt ist ein überaus wichtiges Gesetz.

6. **Beitrag für die Welt:**

Wenn du nicht mehr von äußerer Anerkennung und Liebe abhängig bist, wirst du erkennen, wer du wirklich bist und was deine Berufung ist. Du wirst zu einem Vorbild, das Frieden, Liebe und Freude in die Welt trägt. Dein inneres Wachstum entfaltet deine einzigartigen Fähigkeiten und erlaubt dir, deinen ganz persönlichen Beitrag für die Welt zu leisten. Jeder von uns hat eine Botschaft, die für andere Menschen von Bedeutung ist. Finde diese Botschaft in dir, und du wirst ein Leben voller Erfüllung und Zufriedenheit führen.

Jetzt, da du deine innere Größe erreicht hast, lade ich dich ein, aktiv zu werden. Bringe deine Einzigartigkeit zum Ausdruck und sei ein Gestalter des Wandels. Du trägst die Kraft in dir, Licht und Liebe in die Welt zu bringen.
Die Natur ruft nach deiner Fürsorge, und jetzt ist es an der Zeit, als Hüter unseres Planeten aktiv zu werden. Jede nachhaltige Handlung, die du setzt – sei es das Reduzieren von Plastikverbrauch, das Pflanzen von Bäumen oder das bewusste Umsetzen umweltfreundlicher Praktiken – ist ein wertvoller Schritt in die richtige Richtung. Dein Beitrag, egal wie klein er dir erscheinen mag, hat die Kraft, eine transformative Wirkung zu entfalten.
Denke daran, dass jeder Schritt, den du machst, das Leben anderer bereichert und unsere Welt für kommende Generationen lebenswert macht.

PRAXISTIPP
Nimm dir einfach jeden Tag vor eine Handlung zu vollziehen FÜR Mutter Natur! Schreib es in dein Journal und programmiere es am Sonntag für die ganze Woche: Nimm dir EINE Sache pro Tag vor, die du auch wirklich umsetzt! Geh in kleinen Schritten voran, so kommst du auch weiter.
Nimm dir zum Beispiel vor keine Plastiksäcke oder Plastikflaschen zu verwenden, weniger mit dem Auto zu fahren, keine Metalldosen kaufen, Müll richtig sortieren etc. Sei kreativ und unterhalte dich mit anderen Menschen darüber, was du gerade machst. Vor allem aber: Lobe dich selbst, wenn du etwas gemacht hast!
Dein Nachdenken und deine Handlungen sind ansteckend!

„Viele kleine Leute an vielen kleinen Orten, die viele kleine Schritte tun, können das Gesicht der Welt verändern."

Stefan Zweig

Dein Moment für positive Veränderung:
Ich lade dich ein, gemeinsam eine Bewegung für positive Veränderungen zu starten. Deine Taten können einen Domino-Effekt auslösen und andere inspirieren, deinem Beispiel zu folgen. Werde zu einem lebendigen Vorbild für den Schutz unserer Umwelt und die Förderung einer nachhaltigen Lebensweise.
Deine Handlungen sind der Schlüssel, um die Welt in ein harmonisches Gleichgewicht zu bringen und einen nachhaltigen Fußabdruck zu hinterlassen. Mach dich auf den Weg, denn in dir liegt die Kraft, die Welt zu verändern.

Warum ist das so wichtig? Weil du durch das Erreichen der letzten beiden Stufen der emotionalen Bedürfnispyramide die Fähigkeit entwickelst, die Welt ein Stück friedlicher und harmonischer zu gestalten.

Welche Botschaft bringst du in die Welt?
Falls es dir bisher noch nicht klar war, warum deine Transformation so bedeutend und notwendig ist – jetzt siehst du, worum es geht und welchen Beitrag du leisten kannst. Möglicherweise dient diese Erkenntnis dir als Ansporn, aktiv zu werden und deine eigene Veränderung zu beginnen oder fortzusetzen.

Merke: Die Welt braucht Menschen wie dich!
Vielleicht fragst du dich jetzt: **Warum** soll ich mich überhaupt verändern?

Darf ich dir dazu antworten?

- Mit jeder neuen Erkenntnis und jedem Wachstumsschritt, den du erreichst, gestaltest du eine schönere Welt für uns alle!
- Deine persönliche Entfaltung ist der Funke, der eine Kaskade von positiven Veränderungen in der Welt auslöst!
- Jeder einzelne von uns trägt Verantwortung dafür einen produktiven Beitrag zum Gedeihen der Welt beizutragen. Nimm diese Verantwortung wahr.
- Dein Engagement und deine Veränderung tragen dazu bei, eine nachhaltige und lebenswerte Zukunft für kommende Generationen zu sichern.

Reden allein reicht nicht – es sind deine Taten, die wirklich zählen. Der Weg zum Ziel kann oft besprochen werden, aber nur durch die ersten Schritte beginnst du wirklich, voranzukommen.

„Der eine wartet, dass die Zeit sich wandelt,
der andere packt sie kräftig an und handelt.“
Dante Alighieri

Dein ganzes Sein hat Auswirkungen: Bedenke bitte, dass deine Gedanken, Einstellungen und Handlungen nicht für sich allein existieren. Sie haben Auswirkungen auf dich, die Menschen um dich herum und auf die Welt als Ganzes.

Wenn du positive Veränderungen in deiner Denkweise und deinem Verhalten vornimmst, trägst du dazu bei, eine Atmosphäre des Verständnisses, der Empathie und des Respekts zu schaffen. Verständnis und Geduld können dazu beitragen, bessere zwischenmenschliche Beziehungen zu schaffen. Das ist genau das, was derzeit nötig ist.

Stell dir vor, du bist wie ein Gärtner, der sorgfältig die Samen der geistigen Entwicklung pflanzt. Mit jedem bewussten Gedanken, den du hegst, und jeder positiven Handlung, die du setzt, gießt du die zarten Pflänzchen deiner persönlichen Erfüllung. Bald schon blühen diese Blumen der Zufriedenheit und des Glücks nicht nur in deinem eigenen Garten, sondern versprühen ihren betörenden Duft und ihre Farbenpracht für alle um dich herum.

Liebe*r Leser*in, in der bewegten Reise durchs Leben vergessen wir manchmal, wie kraftvoll unsere Gedanken und Taten sind. Jeder Gedanke, der in Handlungen umgesetzt wird, hat nicht nur Konsequenzen für dein eigenes Leben, sondern beeinflusst auch die Menschen um dich herum und die Gesellschaft als Ganzes. Wenn du dein Denken und Handeln positiv gestaltest, schaffst du eine Atmosphäre voller Verständnis, Empathie und Respekt. Geduld und Verständnis sind der Schlüssel zu tieferen, bedeutsamen Beziehungen.

Es ist Zeit, dich mit der Welt zu verbinden, sowohl von innen als auch von außen. Deine geistige Entwicklung ermöglicht es dir, bewusstere Entscheidungen zu treffen und aktiv zur Lösung der Herausforderungen unserer Zeit beizutragen. Stell dir vor, wie eine Welt aussieht, in der jeder nach Lösungen sucht und sich für positive Veränderungen einsetzt. Das ist die Zukunft, die wir gemeinsam gestalten können.

Kannst du damit konform gehen?

Lass uns in Lösungen denken! Eine gestärkte geistige Verfassung befähigt uns, Herausforderungen konstruktiv anzugehen und innovative Lösungen zu finden. Indem wir unsere Gedanken kontrollieren, können wir auch die drängenden Probleme unserer Welt besser bewältigen. **Was denkst du darüber? Deine Meinung zählt!**

Glaub mir, deine persönliche Entwicklung bringt nicht nur positive Änderungen im Außen, sondern auch innerliche Erfüllung. Wenn du dich weiterentwickelst und deine Werte mit deinen Zielen vereinst, wirst du eine tiefere Zufriedenheit und Glückseligkeit erfahren. Dein innerer Frieden wird zu positiven Beiträgen für die Gesellschaft führen.

„Die Welt kann man nicht verändern, ohne sich selbst zu verändern."

Nelson Mandela

Nachhaltigkeit und Ethik sind nicht nur Schlagwörter – sie sind entscheidend. Durch eine ethische Denkweise und nachhaltiges Handeln kannst du deinen Konsum überdenken und umweltfreundlichere Entscheidungen treffen. Deine Veränderung kann eine Welle des Wandels im Außen in Gang setzen.

„Veränderung geschieht nicht,
indem wir auf andere Menschen oder eine andere Zeit warten.
Wir sind diejenigen, auf die wir gewartet haben.
Wir sind die Veränderung, nach der wir uns sehnen."
Barack Obama

Fördere Empathie und Mitgefühl, denn eine gestärkte geistige Verfassung trägt zu einem harmonischeren Miteinander bei. Wenn wir unsere Empathie-Fähigkeit steigern, sind wir bereiter, anderen zu helfen und uns für soziale Gerechtigkeit einzusetzen. Eines meiner Lieblingszitate:

„Der Mensch ist die Medizin des Menschen."
aus Afrika

Erinnere dich daran, du bist nicht allein! Viele Menschen, so wie du, setzen sich bereits für eine bessere Welt ein. Gemeinsam können wir einen positiven Wandel herbeiführen und einen Ort schaffen, den wir stolz unseren Kindern und Enkeln hinterlassen können.

Sei ein Vorbild, sei der Held deiner Geschichte! Persönliche Veränderungen beginnen durch positive Verhaltensänderungen. Wenn du deine Denkweise und Gewohnheiten änderst, inspirierst du automatisch andere dazu, es dir gleichzutun. Lass dich von inspirierenden Menschen leiten, die durch ihre geistige Entwicklung die Welt positiv beeinflusst haben.

„Es ist es besser, als Vorbild zu leben,
statt nur gute Ratschläge zu geben."
Sadhvi Shanti

Übernimm Verantwortung für die Zukunft, denn wir alle tragen einen Teil dazu bei, sie zu gestalten. Verbessere deine geistige Verfassung, setze positive Veränderungen, nur so können wir gemeinsam eine lebenswerte Welt für zukünftige Generationen schaffen. Du bist ein Gestalter der Zukunft! Lass uns diese Reise zusammen antreten.

„Die wichtigste Aufgabe für uns, die wir heute Verantwortung tragen, ist die lebenswerte Zukunft für nachfolgende Generationen.“
Richard von Weizsäcker

DU bist Gestalter des Wandels
Nicht nur der zarte Flügelschlag des Schmetterlings und das beharrliche Wachstum des Efeus sind ständigen Veränderungen unterworfen – auch du selbst bist ein lebendiges Element dieses fortwährenden Wandels. Lass diese Erkenntnis wie ein lebendiges Feuer in dir brennen, das dich dazu antreibt, deine Denkmuster, Einstellungen und Verhaltensweisen zu durchleuchten und zu verändern. In der Kraft der persönlichen Veränderung liegt die Magie, die nicht nur dein Leben, sondern auch die Welt um dich herum erhellt.

Frage dich selbst:

- Wie kann ich wachsen, um positive Veränderungen bei mir herbeizuführen?
- Welches Ziel möchte ich erreichen?
- Was ist der erste Schritt, den ich heute setze, um näher zum Ziel zu gelangen?
- Bin ich bereit professionelle Hilfe in Anspruch zu nehmen, um tiefliegende Blockaden aufzulösen?

Indem du dich selbst in Frage stellst, formst du nicht nur deinen eigenen Weg, sondern wirkst auch als Katalysator für eine umfassende Transformation. Du bist nicht nur ein Zeuge des Wandels, sondern ein aktiver Gestalter dieses Prozesses. Schließe dich der Bewegung an, die unaufhaltsam eine positivere Zukunft formt. Deine geistige Entwicklung ist ein wertvoller Beitrag zum großen Mosaik einer besseren Welt.
Von Herzen lade ich dich ein, in dich zu gehen und das Potenzial in dir zu entdecken, das Veränderungen bewirken kann. Werde ein aktiver Gestalter dieser aufblühenden Bewegung. Deine Entscheidungen tragen Gewicht, und jeder Schritt hinterlässt einen kraftvollen Abdruck. Gemeinsam können wir eine nachhaltige, positive Veränderung bewirken.

„Das gute Beispiel ist nicht eine Möglichkeit, andere Menschen zu beeinflussen, es ist die einzige."
Albert Schweitzer

Beispiele geistiger Pioniere: Menschen, die die Welt nachhaltig veränderten

Lass dich inspirieren von Menschen, die durch ihr geistiges Wachstum die Welt spürbar zum Besseren gewandelt haben.

Mahatma Gandhi: Gandhi ist bekannt für seine gewaltfreie Widerstandsbewegung gegen die britische Kolonialherrschaft in Indien. Seine tiefe spirituelle Praxis und sein Engagement für die Prinzipien der Gewaltlosigkeit und der Selbstveränderung inspirierten Millionen von Menschen weltweit und trugen zur Unabhängigkeit Indiens bei.

Martin Luther King Jr.: Dr. King setzte sich für die Bürgerrechte in den USA ein und kämpfte gegen Rassendiskriminierung und soziale Ungerechtigkeit. Sein Engagement für Gewaltlosigkeit und seine inspirierenden Reden haben die Bürgerrechtsbewegung vorangetrieben und zur Förderung von Gleichberechtigung beigetragen.

Nelson Mandela: Der ehemalige südafrikanische Präsident Mandela verbrachte 27 Jahre im Gefängnis, bevor er freigelassen wurde und sich für die Versöhnung und die Beendigung der Apartheid in Südafrika einsetzte. Seine geistige Stärke und sein Engagement für Vergebung und Einheit halfen, eine gespaltene Nation zu vereinen.

Mutter Teresa: Die Missionarin und Ordensschwester Mother Teresa widmete ihr Leben der Hilfe für die Armen und Kranken in den Slums von Kalkutta, Indien. Ihre spirituelle Hingabe und ihr Mitgefühl für die Bedürftigen inspirierten Menschen auf der ganzen Welt und führten zur Gründung der Missionarinnen der Nächstenliebe.

Malala Yousafzai: Die pakistanische Aktivistin Malala setzte sich trotz eines Anschlags der Taliban für das Recht von Mädchen auf Bildung ein. Ihre Entschlossenheit und ihr Mut inspirierten weltweit Menschen und führten zur Gründung der Malala Fund, einer Organisation, die Bildung für Mädchen fördert.

Desmond Tutu: Der südafrikanische Erzbischof Desmond Tutu spielte eine wichtige Rolle bei der Aufarbeitung der Apartheid in Südafrika. Sein Einsatz für Wahrheit und Versöhnung trug dazu bei, die Nation auf dem Weg zu einem demokratischen und inklusiven Land zu führen.

Diese Beispiele zeigen, wie die geistige Entwicklung und das Streben nach positiven Werten und Prinzipien dazu beitragen können, die Welt zu einem besseren Ort zu machen und positive Veränderungen herbeizuführen.

Die Grundbedürfnisse des Schmetterlings

Wenn nur Schmetterlinge den Trick mit den zwei Lebensweisen beherrschen würden, wäre die Metamorphose eine Kuriosität. Aber so ist es nicht. Von den 1 Millionen bekannten Insektenarten vom Käfer über Bienen bis hin zu Fliegen durchlaufen die meisten irgendeine Form der Metamorphose. Diesen Trick entwickelten die Insekten vor rund 300 Millionen Jahren.

Wenn du einen Garten hast oder einen Balkon, so lass einen Teil unbedingt wild wachsen, indem du nur einmal im Jahr mähst. Am Balkon kannst du z. B. einen Sommerflieder im Topf züchten – er ist der Lieblingsbusch der Schmetterlinge und blüht den ganzen Sommer.

Das Insekt kann Nischen nutzen, braucht den richtigen Platz für die Eiablage, die richtige Futterpflanze, gutes Klima, gutes Versteck für die Puppe und die richtigen Nektarpflanzen für den Falter. Der Schmetterling braucht das natürlich gewachsene Umfeld der Natur mit blühenden Wildpflanzen. Wilde Natur ist genau das Richtige für die Schmetterlinge. Wo leben Schmetterlinge am liebsten?

Schmetterlinge leben auf der Erde fast überall dort, wo es Pflanzen mit Blüten gibt. Sie lieben Sonne, Wärme und eine vielfältige und blütenreiche Vegetation im offenen Land. Daher fühlen sie sich auf Feldern und Wiesen, Weiden, an Waldesrändern, Waldlichtungen und in Gärten wohl. So bietet sich ihnen die Möglichkeit, Blütennektar mit ihrem winzigen Saugrüssel als Nahrung aufzunehmen. Viele Schmetterlinge brauchen bestimmte Futterpflanzen – sind diese nicht mehr da, verschwinden auch die daran angepassten Schmetterlingsarten unwiderruflich.

Schmetterlinge brauchen deinen Schutz!

Der Verlust der biologischen Vielfalt macht leider auch vor den Schmetterlingen nicht halt. Nur ein Drittel der Tag- und die Hälfte der Nachtfalterarten sind noch ungefährdet. Monokulturen, Trockenlegungen und sogenannte Hochleistungsäcker zerstören ihren Lebensraum, Pestizide vernichten ihre Futterpflanzen.

***LIO** äußert sich: „Wir Schmetterlinge haben eine sehr gute Kommunikation untereinander. Deshalb wissen wir, dass ihr Menschen aus unseren Körpern Produkte herstellt, die ihr zum Anziehen benützt. Dabei gehen jedoch Millionen von unserer Art zugrunde, deshalb haben wir beschlossen, im Rahmen dieses Buches darauf aufmerksam zu machen.“*

Schatten im Paradies – Das traurige Schicksal der Seidenraupen

Inmitten meiner Suche nach den Geheimnissen der Schmetterlinge bin ich auf eine tiefgreifende, fast herzzerreißende Realität gestoßen, die mich zutiefst schockierte – die Herstellung der schönen Seide.
Seit nunmehr 45 Jahren praktiziere ich „Yoga im täglichen Leben“, ein System, das nicht nur körperliche und spirituelle Praktiken umfasst, sondern auch auf ethischen Grundsätzen beruht. Einer dieser Grundsätze ist die Gewaltlosigkeit, ein Kernprinzip, welches mein Leben durchdringt. Aus Liebe zu allem Leben habe ich mich entschieden, vegetarisch zu leben, um Tierleid zu vermeiden und Mitgefühl zu leben. Die positiven Auswirkungen auf meine Gesundheit sind unbestreitbar.
Doch als ich in die düsteren Kapitel der Seidengewinnung eintauchte, ergriff mich ein Gefühl der Beklemmung. Es erinnerte mich daran, wie männliche Küken ausgelöscht werden. Nur die weiblichen Küken werden am Leben erhalten, da diese Eier legen. Die Männchen hingegen werden auf grausame Art lebendig in Schreddenmaschinen geworfen, nur um den Profit zu maximieren. Wie auch die Gewinnung der so feinen Kaschmir-Wolle eine pure Tierquälerei ist. Diese erfolgt unter großen Schmerzen der Ziegen, durch das blutige Ausreißen der Haare in Akkord-Arbeit und durch Massentierhaltung. Akte der Gewalt, die eine Spirale weiterer Gewalt in Bewegung setzt. Denn: **Gewalt gebiert wiederum Gewalt**.
Lass mich dir kurz erläutern, was mich so schockiert hat bei der Seidenherstellung, damit du verstehen kannst, welchen Preis diese scheinbar luxuriöse Stoffkreation fordert. Du kannst gerne weiterblättern, wenn dich diese Wahrheiten nicht interessieren.

Die Grausamkeit der Seidenherstellung – Ein Aufruf zum Umdenken

Die Wahrheit ist: Die Bekleidungsindustrie tötet 1,6 Bil*LIO*nen Seidenspinnen-Raupen pro Jahr!
Dies ist eine schockierende Realität.

Es werden rund 1.120 Kokons der Seidenspinnerraupen benötigt, um ein einziges Seidenkleid herzustellen! Diese Zahl verdeutlicht noch einmal das immense Tierleid und ist ethisch äußerst fragwürdig.
Es ist bedauerlich, dass Tiere für den menschlichen Nutzen degradiert und ausgebeutet werden, obwohl es längst Alternativen zur Seide gibt.
Stell dir vor, eine Katze würde unter solch qualvollen Umständen leiden – die Empörung wäre groß.
Doch warum regt sich unser Mitgefühl nicht genauso für die leidenden Raupen, die nicht schreien können und deren Gefühlswelt wir kaum verstehen?
Haben wir Menschen wirklich das Recht diese kleinen kindlichen Wesen, lebendig in kochendes Wasser zu werfen, nur um schöne Kleider und Socken zu bekommen?
Die Seidenproduktion, die oft als luxuriöse und glamouröse Industrie dargestellt wird, birgt eine oft übersehene Grausamkeit, die dringend zum Umdenken aufruft.
Im Nachfolgenden habe ich für mich absolut überzeugende Gründe zusammengetragen, warum es Zeit ist, auf Seidenprodukte zu verzichten:

- **Tötung von Seidenraupen:** Stell dir vor, lebendig in kochendem Wasser zu enden. Diese grausame Praxis wird angewandt, um Seide zu gewinnen, und sie fordert das Leben von Millionen unschuldiger Lebewesen jedes Jahr.
- **Tierquälerei:** Die Lebensbedingungen für Seidenraupen sind oft alles andere als tierfreundlich. Sie werden in engen, überfüllten Boxen gehalten, was zu Stress und schlechten Lebensbedingungen führt.
- **Umweltauswirkungen:** Die Seidenproduktion erfordert erhebliche Ressourcen, darunter Wasser und Energie. Die chemischen Prozesse zur Entfernung der Seide aus den Kokons tragen zur Umweltverschmutzung bei.
- **Nachhaltige Alternativen:** Es gibt zahlreiche umweltfreundliche und tierfreundliche Alternativen zur Seide, wie pflanzliche Seidenersatzstoffe und synthetische Stoffe. Diese Optionen sind nicht nur ethischer, sondern oft auch kostengünstiger.
- **Bewusstseinsbildung:** Indem wir keine Seide kaufen und auch unsere Gründe mitteilen, tragen wir dazu bei, das Bewusstsein für die Grausamkeit der Seidenproduktion zu erhöhen und ethische Praktiken in der Modeindustrie zu unterstützen.
- **Veränderung herbeiführen:** Unsere Kaufentscheidungen haben eine enorme Macht. Wenn wir aufhören, Seide zu kaufen, setzen wir ein

Zeichen gegen Tierquälerei und Umweltauswirkungen und die Industrie wird darauf reagieren.

Ein leidenschaftlicher Appell zum Handeln

Wir können uns glücklich schätzen, dass wir es mittlerweile geschafft haben, in einer Welt zu leben, die sich immer mehr für ethische und nachhaltige Praktiken öffnet. Und genau deshalb gewinnt der Verzicht auf Seide eine beispielhafte Bedeutung. Dies ist nicht nur ein Schritt – es ist ein kraftvolles Statement für eine nachhaltige Zukunft! Wir alle tragen die Verantwortung, bewusste Entscheidungen zu treffen, um das Leiden von Tieren zu lindern und unsere geliebte Umwelt zu schützen. Deine bewussten Kaufentscheidungen sind weit mehr als nur ein Beitrag zum Umweltschutz, sie sind ein lebendiges Zeugnis deiner Unterstützung für ethische Praktiken. Lass uns gemeinsam eine Welt formen, in der Mode ohne Grausamkeit und schädliche Umweltauswirkungen gelingen kann. Dein Engagement ist der Schlüssel zu einer lebendigen, mitfühlenden Zukunft.
Danke, dass du mit deiner Unterstützung den Weg für positive Veränderungen ebnest!

„Sei du selbst die Veränderung, die du dir wünschst für diese Welt."
Mahatma Gandhi

„Liebe Freunde der Natur, ich, ***LIO****, spreche mit einem Herzen, das bei jedem Flügelschlag die Freiheit und die Schönheit der Natur spürt. Es berührt mich tief, dass du das Bewusstsein für die Grausamkeit der Seidenherstellung schärfst und dich für ethische und nachhaltige Praktiken einsetzt. Danke für deine Unterstützung zum Schutz der Seidenraupen und aller Lebewesen in unserer wundervollen Welt."*

Der Monarch Schmetterling – Ein Wunder-Schmetterling

Stell dir nur vor: Der Monarch Schmetterling fliegt 4000 km weit in einem durch – von Kanada nach Mexiko! Hier seine Geschichte: Der Monarchfalter, auch als amerikanischer Monarch-Falter bekannt, ist ein faszinierender Schmetterling mit auffälligen orangen und schwarzen Markierungen. Diese farbenprächtigen Tagfalter gehören zur Familie der Edelfalter.

Die erstaunliche Reise der Monarchfalter von Kanada nach Mexiko ins Winterquartier entfaltet sich als eine der faszinierendsten Kapitel ihres Lebenszyklus. In den späten Sommer- und Herbsttagen schlüpft eine Generation von Monarchfaltern, die nicht nur länger lebt, sondern auch eine unglaublich weite Reise unternimmt. Diese Schmetterlinge mit verlängerter Lebensspanne wagen sich auf die Reise von den nördlichen Brutgebieten bis zu den überwinternden Gefilden im Süden, ein unglaublicher 4000 km Flug!

Mit einer Geschwindigkeit von nur 75 Kilometern pro Tag bewältigen diese zarten Schmetterlinge ihre Reise, manchmal lassen sie sich einfach vom Wind tragen. Im Frühling kehren sie dann in Etappen als leuchtend orange Wolken am Himmel nach Hause zurück – die lebhaften Farben ihrer Flügel sollen potenzielle Feinde abschrecken: Achtung, giftig!

Geschickt nutzen die Monarchfalter die Höhenwinde als unsichtbare Helfer auf ihrer Reise. In bestimmten Höhenlagen fliegen sie, um die aufsteigenden Luftströmungen zu nutzen, die ihnen helfen, große Distanzen mit minimalem Energieaufwand zu überwinden. Vor ihrer langen Reise tanken sie an Nektarquellen, den Blüten, die als die lebendige Energiequelle für ihre lange Reise dienen.

Die Wissenschaft hat noch nicht alle Geheimnisse ihrer Lebensweise und Flugtechniken entschlüsselt, was sie zu einer faszinierenden Besonderheit in der Insektenwelt macht.

Die Lebenserwartung eines Monarchfalters beträgt normalerweise etwa einen Monat. Wenn sie jedoch in Richtung Mexiko ziehen und eine Zwischenpause, auch

als Diapause bekannt, einlegen, können sie erstaunliche 8 bis 10 Monate überleben. Wiederum ein Wunder der Natur.
Im Winter überwintert die östliche Population in Mexiko auf einer magischen Tanne in Mexiko, den „heiligen Tannen“ in der Sierra Nevada Mexikos. Hier haften sie zu Abermillionen, Körper an Körper an den Stämmen der Tannen. Ein kollektiver Puls, der die Borke und Zweige mit einem lebendigen Organismus aus Millionen Flügeln überzieht.
Die Männchen verlieren nach der Paarung schnell an Gewicht, werden spröde, bleichen aus und sterben. Die wandernden Weibchen legen die meisten Eier gegen Ende ihrer Reise ab, bevor sie dasselbe Schicksal ereilt. Doch nicht alle Schmetterlinge sterben nach der Paarung; das hängt von der Art ab. Bei manchen Arten endet der Lebenszyklus nach der Paarung, während sich bei anderen die Tiere mehrmals fortpflanzen können.
Die beeindruckende Reise nach Mexiko und die Überwinterung stellen die Herausforderungen einer einzigen, langlebigen Generation dar.
Die Rückkehr geschieht jedoch über mehrere Generationen. 3 bis 4 kurzlebige Generationen fliegen nordostwärts zurück nach Kanada, wobei die Koordinaten des Flugziels offenbar über die vier Entwicklungszyklen (Ei/Raupe/Puppe/Falter) weitergegeben werden. Dies macht den Monarchfalter zu einem weiteren faszinierenden Kapitel im Wunder der Natur:
Keine andere Insektenart vollführt Wanderzyklen, die sich über mehrere Generationen erstrecken und gleichzeitig einen geschlossenen Kreislauf beschreiben.
Doch das Märchen hat auch eine Schattenseite, denn der Monarchfalter steht am Rande des Verschwindens. Die industrielle Landwirtschaft und der Verlust natürlicher Lebensräume, die sie auf ihrer Reise dringend brauchen, bedrohen nicht nur diese majestätischen Schmetterlinge, sondern auch viele andere Arten. Ihre Verbreitung in Mexiko schwindet durch Abholzung und menschliche Einflüsse.

Ein Weckruf: Wild und unberührt muss die Natur sein, um das bunte Ballett der Schmetterlinge zu bewahren. Ihre Flügel erzählen eine Geschichte von Wanderungen, Überlebenskünsten und einer zauberhaften Schönheit, die es zu schützen gilt.

Besonderheiten des Monarchfalters:
Selbsthilfe durch den Schutz der Selbstvergiftung: Die Ur-Ur-Enkel landen beim Rückflug in etwa dort, wo die Ahnen 10 oder 11 Monaten zuvor aufgebrochen sind.

Und noch eine Besonderheit: Ganz gleich wo in der Tierwelt große Wanderzüge zu finden sind, seien es nun Makrelen im Meer oder Gnus in der Savanne, dort konzentrieren sich die Jäger. Müssten da die fliegenden Eiweißteppiche der Falter nicht von allerlei Spezialisten Bissen für Bissen aufgezehrt werden? Die Mahlzeit würde Räubern schlecht bekommen: Monarchfalter beherrschen nämlich die Kunst der schützenden Selbstvergiftung. Das, womit die Raupen des Monarchen sich beim Verzehr ihrer Exklusiv-Speise, der Blätter von Schwalbenwurz-Gewächsen, imprägnieren, nennen Chemiker Cardenolide: an Zuckermoleküle gebundene Substanzen, wie sie sich auch im giftigen Fingerhut oder in der Haut mancher Kröten finden. Die orange-schwarze Warntracht der Monarchen hilft optisch orientierten Jägern, die einmal einen unbekömmlichen Biss getan haben, sich das Aussehen des Ekelhappens zu merken und künftig Abstand zu halten.

Die erstaunliche Wanderung der Monarchfalter von Kanada nach Mexiko ist eine der faszinierendsten Aspekte ihres Lebenszyklus. Diese Reise über Tausende von Kilometern wird von mehreren Faktoren ermöglicht:

Langlebige Generationen: Im Spätsommer und Herbst schlüpft eine Generation von Monarchfaltern, die länger lebt und eine unglaublich lange Reise unternimmt. Diese Schmetterlinge haben eine verlängerte Lebensdauer, die es ihnen ermöglicht, die lange Strecke von den nördlichen Brutgebieten bis zu den überwinternden Gebieten im Süden zurückzulegen. Das ist der Flug von Kanada nach Mexiko mit 4000 km.
LIO flüstert: „Es ist ein unglaubliches Wunder der Natur! Kein anderer Falter hat diese außergewöhnliche Fähigkeit, wie sie meine Monarch-Familie hat. Kannst du dir wirklich vorstellen, wie ein einziger Schmetterling eine Reise von 4000 km zurücklegt?“

Generationenwechsel: Während der Migration gibt es mehrere Generationen von Monarchfaltern. Die Monarchfalter, die im Frühjahr aus den überwinternden Gebieten zurückkehren, legen Eier auf ihrem Weg durch Nordamerika. Diese Eier entwickeln sich zu Raupen, die sich verpuppen und als erwachsene Schmetterlinge schlüpfen. Dies setzt sich über mehrere Generationen fort, während die Schmetterlinge allmählich in Richtung Norden zurückwandern.
LIO: „Als Monarch-Schmetterling weiß ich, wie bedeutend jeder Generationswechsel ist. Ich habe gelernt, dass Veränderung nicht nur unvermeidlich ist, sondern unser Leben bereichert. Jede Generation schreibt ein neues Kapitel in unserer lebendigen Geschichte.“

Ausnutzung der Höhenwinde: Monarchfalter machen geschickt Gebrauch von den Höhenwinden, um ihre Migration zu unterstützen. Während ihrer Reise fliegen sie in bestimmten Höhenlagen, um die aufsteigenden Luftströmungen auszunutzen, die ihnen helfen, große Entfernungen mit geringem Energieaufwand zurückzulegen.
LIO: „Die Höhenwinde tragen mich hoch hinauf, wenn ich sie richtig nutze. Genau wie ich, der Monarchfalter, die Aufwinde geschickt einsetze, kannst auch du die Möglichkeiten in deinem Leben ergreifen und dich von ihnen tragen lassen."

Sammeln von Energie: Vor ihrer langen Reise fressen sich die Monarchfalter an Nektarquellen kräftig an. Diese Energievorräte dienen als Treibstoff für ihre Reise, da sie während der Migration nicht mehr aktiv Nahrung aufnehmen können.
LIO: „Auf meiner Reise halte ich immer Ausschau nach den Blüten, die mir Kraft schenken. Der Nektar gibt mir die Energie, die ich brauche, um weiterzufliegen. So wie ich den Nektar der Blumen sammle, kannst auch du die Energie des Lebens in dir aufnehmen, um deinen eigenen Weg kraftvoll fortzusetzen."

Rastplätze und Nahrung: Während ihrer Reise suchen die Monarchfalter nach geeigneten Rastplätzen, um sich auszuruhen und Nahrung zu finden. Sie benötigen Nektar von Blütenpflanzen, um Energie zu tanken. Auf ihrer Wanderung können sie in verschiedenen Lebensräumen rasten, die reich an Nahrungsquellen sind.
LIO: „Auf dem Rückweg, wenn wir uns auf den Weg in den Norden machen, liebe ich es, gemeinsam mit anderen Schmetterlingen an Rastplätzen zu verweilen. Dort sammeln wir neue Energie und bereiten uns auf den nächsten Teil unserer Reise vor. Diese Orte sind für uns wichtige Zwischenstopps, die uns zeigen, wie stark wir in der Gemeinschaft sind."

Orientierungsfähigkeit: Es wird angenommen, dass Monarchfalter mehrere Navigationsmechanismen nutzen, um sich auf ihrer Reise zu orientieren. Dazu gehören die Sonne, das Erdmagnetfeld und Landschaftsmerkmale. Die Schmetterlinge sind bekannt dafür, bei Sonnenaufgang gen Süden zu fliegen und sich nach und nach an den Stand der Sonne am Himmel anzupassen.
LIO: „Als Monarchfalter verlasse ich mich auf die Kräfte der Natur, um meinen Weg zu finden. Die Sonne ist mein Kompass, und auch wenn ich manchmal vom Kurs abkomme, vertraue ich darauf, dass ich immer wieder den richtigen Weg finde. So wie ich kannst auch du darauf vertrauen, dass du, selbst wenn du einmal vom

Weg abkommst, mit der richtigen Ausrichtung und Vertrauen immer wieder deinen Weg findest.“

Sammeln in großen Gruppen: Während der Überwinterung versammeln sich die Monarchfalter in dichten Kolonien auf Bäumen. Diese Ansammlungen bieten ihnen Schutz vor Kälte und Raubtieren. Die große Zahl von Schmetterlingen in einer Kolonie kann auch dazu beitragen, Wärme zu speichern und somit ihre Überlebenschancen zu erhöhen.

LIO: „Wenn wir Monarchfalter uns in großen Gruppen versammeln, spüre ich die Stärke und den Schutz, den uns die Gemeinschaft gibt. In der Nähe meiner Artgenossen finde ich Wärme und Sicherheit. So wie wir uns zusammentun, kannst auch du und deine Gemeinschaft gemeinsam eine farbenfrohe und sichere Zukunft gestalten.“

Ziel ist eine Tanne in Mexiko: Die Weitwanderer kleben zu Abermillionen an einer bestimmten Tanne, an den „heiligen Tannen“ (Abies religiosa) – und zwar ausschließlich an diesen.

LIO: „Unsere Reise führt uns jedes Jahr zu den heiligen Tannen in Mexiko. Diese Bäume sind für uns Monarchfalter ein heiliger Ort, an dem wir wärmenden Schutz finden und Kraft sammeln. Es ist erstaunlich, wie wir Jahr für Jahr genau diesen Ort wiederfinden, geleitet von einer tiefen inneren Weisheit. So wie wir den heiligen Tannen folgen, kannst auch du deinem inneren Kompass vertrauen, um deine wahre Bestimmung im Leben zu finden.“

Selbstermächtigung: Genau wie der Monarchfalter, der seine Tanne in Mexiko anvisiert, setze ich auf klare Ziele. Möge mich jeder Flügelschlag näher zu meinem individuellen Ziel bringen!

***LIO** hebt hervor: „Liebe Freund*innen der Flügel und Fürsprecher der Natur, in der faszinierenden Welt der Monarchfalter haben wir gemeinsam die Meisterschaft der Anpassungsfähigkeit und den unbezähmbaren Instinkt des Tierreichs erlebt. Ihre unglaubliche Reise von Kanada nach Mexiko ist eine wahre Hymne an die Wunder der Natur.*

Doch, wie ein rauer kalter Wind trübt ein Schatten unsere Begeisterung. Wir Monarchfalter sind bedroht – ein herzzerreißendes Drama, inszeniert durch die industrialisierte Landwirtschaft und den Verlust unserer Schutzbäume. Jahr für Jahr schwindet unsere Zahl, und es droht das düstere Szenario unserer Auslöschung bahnt sich an!

Liebe*r Leser*in, auf einer extra Seite habe ich dem Monarch-Schmetterling eine besondere Würdigung gewidmet, ein Stück Ehre für einen bedrohten Traum der Lüfte. Mögen unsere Worte wie ein Schmetterlingsflügelschlag sein – leise, aber doch kraftvoll, um dein Bewusstsein für seinen Schutz zu wecken und zu Veränderungen zu inspirieren.
Unsere geflügelten Freunde, sei es der Aurorafalter, das Taubenschwänzchen oder der Heuhechel Bläuling, teilen dasselbe tragische Schicksal auf der roten Liste der vom Aussterben bedrohten Tierarten. Wir dürfen nicht vergessen: Auch jene Schmetterlinge, die heute noch im Überfluss tanzen, sind in Gefahr. Das ist eine bestürzende Realität.
Die größte Bedrohung liegt tatsächlich in unserer Verantwortung. Die industrielle Landwirtschaft und das rücksichtslose Abholzen ihrer schützenden Bäume sind die Schatten, die über ihre Schönheit fallen. Die Verbreitung der Monarch-Falter in Mexiko schwindet, und das Klagen der Natur wird immer lauter.
Möge diese Nachricht in deinem Herzen widerhallen wie der Ruf eines Schmetterlings im Sonnenuntergang. Es ruft dich dazu auf, Hüter der Natur zu sein, ihre Schönheit zu bewahren und gegen die düsteren Wolken des Vergessens anzukämpfen. Mit der Hoffnung auf eine Zukunft, in der Monarchfalter die Lüfte – fliegend, lebendig und frei – erobern, beende ich ihre Geschichte und fühle mich ihnen tief verbunden und nachdenklich.

Die ökologische Bedeutung des Schmetterlings

LIO, der Schmetterling, betrachtet die Welt um sich herum und erkennt plötzlich die tiefgreifende Bedeutung seines Daseins. Mit einem erstaunten Flügelschlag sagt er: „Wow, ich wusste gar nicht, wie wichtig wir für die Pflanzenwelt sind! Und wie wichtig die Pflanzenwelt für die Umwelt und den Menschen ist! Ich war immer so mit mir selbst beschäftigt, dass ich das gar nicht wahrgenommen habe. Aber alles, was hier steht, stimmt, denn wir sind alle in einer großen Familie von Lebewesen eingeschlossen und folgen den gleichen Richtlinien und Gesetzmäßigkeiten!"

Doch was macht die Metamorphose des Schmetterlings so entscheidend für das Ökosystem?

Hier sind einige Hinweise, die ***LIO*** in den Urschriften der Schmetterlinge „Das große Buch der Schmetterlinge“ nachgelesen hat, um uns genau zu informieren.

Bestäubung: Während ihrer Flüge von Blume zu Blume fliegenden Phase tragen Schmetterlinge nicht nur zur eigenen Ernährung bei, sondern spielen eine entscheidende Rolle bei der Bestäubung von Pflanzen. Ihr Tanz durch Blumenfelder ermöglicht die Befruchtung und Fortpflanzung vieler Pflanzenarten, was wiederum die Grundlage für die Biodiversität schafft.
LIO erhebt seine zarte Stimme und führt aus: „Wenn ich von Blüte zu Blüte fliege, nehme ich nicht nur Nahrung für mich auf, sondern helfe auch den Pflanzen, ihre Früchte, Samen und Nüsse zu bilden. Es ist ein wunderbares Gefühl, zu wissen, dass mein Tanz durch die Blumen nicht nur die Schönheit der Natur bewahrt, sondern auch vielen anderen Lebewesen als Nahrungsquelle dient.“

Nahrung für Räuber: In der Raupenphase dienen Schmetterlinge als lebendige Nahrungsquelle für viele Tiere, von Vögeln über Reptilien bis zu anderen Insekten. Diese Interaktion trägt dazu bei, ein ausgewogenes Nahrungsnetz in der Natur zu schaffen, in dem Schmetterlinge sowohl als Beutetiere als auch als Räuber von Pflanzen eine entscheidende Rolle spielen.
LIO fliegt weiter und merkt an: „Auch wenn es manchmal schwer ist, daran zu denken, weiß ich, dass wir Schmetterlinge ein wichtiger Teil des großen Kreislaufs des Lebens sind. Ja, wir sind auch Teil dieser Kette, ob wir wollen oder nicht. Unsere Existenz hilft, ein ausgewogenes Nahrungsnetz zu schaffen, und selbst wenn wir manchmal Beute sind, tragen wir dazu bei, das Gleichgewicht in der Natur zu erhalten.“

Indikatoren für Umweltveränderungen: Die Empfindlichkeit der Schmetterlingspopulationen gegenüber Umweltveränderungen macht sie zu wichtigen Indikatoren. Wenn ihre Zahlen sinken, signalisiert dies mögliche Probleme wie Lebensraumverlust, Verschmutzung oder Klimawandel.
LIO *räsoniert, während er durch die Luft gleitet: „Wenn wir Schmetterlinge zahlenmäßig abnehmen, zeigt das, dass etwas in unserer Umgebung nicht stimmt. Unsere Anwesenheit oder Abwesenheit erzählt viel über den Zustand des Ortes, den wir unser Zuhause nennen.“*

Beteiligung an Nährstoffkreisläufen: Die Reise der Schmetterlinge von einer Pflanze zur nächsten trägt nicht nur zur eigenen Entwicklung bei, sondern unterstützt auch den Transport von Nährstoffen in der Natur. Die aufgenommenen Nährstoffe werden durch die Metamorphose an verschiedene Orte gebracht und tragen so zur Aufrechterhaltung der Ökosystemfunktionen bei.

LIO bemerkt: „Indem wir von Pflanze zu Pflanze fliegen, helfen wir, Nährstoffe zu verbreiten und das Leben in der Natur in Bewegung zu halten. Unsere Reise trägt dazu bei, dass die Natur in Balance bleibt, auch wenn wir selbst nur ein kleiner Teil davon sind."

Schönheit und ästhetischer Wert: Schmetterlinge sind nicht nur ökologisch, sondern auch kulturell bedeutend. Die Vielfalt ihrer Farben und Flugmuster fasziniert die Menschen seit jeher und bereichert das Leben auf ästhetischer und spiritueller Ebene.

LIO flüstert: „Ich weiß, dass meine Farben und Muster nicht nur hübsch anzusehen sind. Wenn ich durch die Luft tanze, spüre ich, wie mein Anblick die Herzen der Menschen erreicht und ihre Seelen berührt."

Biodiversität: Als integraler Bestandteil der biologischen Vielfalt tragen Schmetterlinge zur Artenvielfalt in Ökosystemen bei. Ihre Vielfalt unterstützt das Gleichgewicht und die Resilienz der Natur.

LIO schwärmt: „Jeder von uns bringt seine eigene Farbe und Einzigartigkeit in die Welt. Zusammen machen wir die Natur lebendig und sorgen dafür, dass sie vielfältig und stark bleibt."

Ökosystemdienstleistungen: Die Bestäubungstätigkeit der Schmetterlinge ist nicht nur schön anzusehen, sondern unterstützt auch die Landwirtschaft und trägt zur Produktion von Nahrungsmitteln bei.

LIO unterstreicht: „Jedes Mal, wenn ich über die Felder fliege, weiß ich, dass meine Arbeit nicht nur für mich wichtig ist, sondern auch für alle, die auf die Ernte angewiesen sind. Es macht mich stolz zu wissen, dass ich einen kleinen Teil dazu beitrage, dass die Erde uns alle ernähren kann."

Genetische Vielfalt: Die Metamorphose ermöglicht es Schmetterlingen, verschiedene Lebensräume zu besiedeln und ihre genetische Vielfalt aufrechtzuerhalten. Diese genetische Vielfalt erhöht ihre Anpassungsfähigkeit an unterschiedliche Umweltbedingungen.

***LIO** nachdenklich: „Jede Verwandlung, die wir durchlaufen, hilft uns, uns in verschiedenen Lebensräumen zurechtzufinden. Es ist, als würde unsere innere Stärke mit jeder neuen Umgebung wachsen, damit wir in einer Welt voller Veränderungen bestehen können."*

Zusammengefasst trägt die Metamorphose des Schmetterlings durch Bestäubung, ihre Rolle in Nahrungsketten, Sensibilität für Umweltveränderungen und Beteiligung an Nährstoffkreisläufen dazu bei, Ökosysteme funktionsfähig zu halten und die biologische Vielfalt zu unterstützen. Diese 8 Gründe verdeutlichen, dass die Metamorphose des Schmetterlings eine Vielzahl ökologischer Funktionen erfüllt und einen wertvollen Beitrag zum Gleichgewicht und zur Gesundheit der Natur leistet.

LIO, der Schmetterling, schwebt mit einem Gefühl der Verbundenheit durch die Luft, denn er weiß nun, dass seine Existenz weit über seine flatternden Flügel hinausgeht.

Wie profitiert die Technik von Schmetterlingen und ihrer Verwandlung

Die erstaunlichen Fähigkeiten und die kreative Natur der Schmetterlinge dienen als Inspiration für die moderne Wissenschaft. Vom Wunder der Natur zum menschlichen Wissen – diese wunderschönen Kreaturen tragen dazu bei, die Zukunft voranzutreiben. Schmetterlinge und Nachtfalter, die anmutig durch den Sommerhimmel tanzen, sind nicht nur schön anzusehen, sondern inspirieren auch technische Innovationen durch ihre faszinierenden Fähigkeiten und Strukturen.

Durch leistungsstarke Mikroskope gewinnen Wissenschaftler neue Erkenntnisse und decken unerwartete Geheimnisse der Falter auf. Dieses Wissen ist von unschätzbarem Wert, da es genutzt werden kann, um unsere Welt besser und nachhaltiger zu gestalten. Forscher, Biologen und Genetiker teilen aufregende Erkenntnisse über das faszinierende Verhalten und die Fähigkeiten von Schmetterlingen und Nachtfaltern.

Die Technik hat aus der Metamorphose des Schmetterlings wertvolle Lektionen gelernt, die in verschiedenen Bereichen angewendet werden können:

- **Biomimikry:** Die Natur als Vorbild für technologische Innovationen. Die erstaunliche Entwicklung vom Ei über die Raupe zum Schmetterling ist ein bemerkenswertes Beispiel für Biomimikry. Diese Technik kann dazu inspirieren, innovative Lösungen in verschiedenen Bereichen zu schaffen, wie zum Beispiel flexible Robotik und adaptive Materialien.
- **Leichtbauweise:** Trotz ihrer komplexen Struktur sind Schmetterlinge leicht und effizient. Diese Leichtigkeit diente als Inspiration für die Entwicklung von leichten Materialien und Konstruktionen in der Technik,

etwa für Flugzeuge, Drohnen und andere Fahrzeuge, um den Treibstoffverbrauch zu reduzieren und die Effizienz zu steigern.

- **Flexible und adaptive Materialien:** Schmetterlinge können ihre Flügel flexibel entfalten und zusammenklappen, was zu nachgiebigen und adaptiven Materialien in der Technik führte, wie zum Beispiel biegsame Displays, selbstfaltende Strukturen oder anpassungsfähige Oberflächen.
- **Flugtechnik:** Die Fähigkeit der Schmetterlinge, mit ihren Flügeln zu fliegen, inspirierte die Erforschung von Flugtechnologien. Die Aerodynamik und Struktur der Schmetterlingsflügel beeinflussten die Entwicklung effizienterer und leiserer Flugzeugflügel und Drohnenrotoren.
- **Farbgebung und Fototechnik:** Die leuchtenden Farben auf den Schmetterlingsflügeln beeinflussten neue Ansätze für Farbgebung und Fototechnik. Die Technik nutzt Erkenntnisse über die Mikrostrukturen der Flügel, um photonische Kristalle und Farbreflexionstechniken in Kameras, Displays und anderen optischen Anwendungen zu verbessern.

LIO: „Wie du siehst, zeigen wir Schmetterlinge euch, dass Veränderung nicht nur schön, sondern auch voller innovativer Ideen sein kann. Wenn wir durch den Himmel flattern, inspirieren wir nicht nur die Natur, sondern auch die Technologien, die die Welt verbessern. Es ist wie ein Tanz zwischen Natur und Technik – gemeinsam gestalten wir die Zukunft."

„Schau tief in die Natur und dann wirst du alles besser verstehen."
Albert Einstein

Einstein betonte oft, wie viel die Wissenschaft und Technik aus der Beobachtung der Natur gelernt hat.

Körperliche, geistige und spirituelle Metamorphose des Menschen

Du wundervolle Seele! Nimm dir bitte jetzt einen Augenblick Zeit, dich zu mir zu gesellen, denn ich möchte dir etwas unglaublich Inspirierendes erzählen. Hast du schon einmal bewusst darüber nachgedacht, welche faszinierende Reise deine eigene Metamorphose darstellt? Es ist eine aufregende Entfaltung, die sich ganz von der zarten Verwandlung der Schmetterlinge unterscheidet – wahrlich einzigartig!

***LIO** ruft begeistert: „Hey, liebe Freund*innen! Die menschliche Metamorphose ist wie eine fesselnde Reise mit zwei beeindruckenden Facetten: die körperliche, die von selbst geschieht, und die geistige, die du selbst gestalten kannst!"*

Bei der körperlichen Metamorphose handelt es sich nicht um einen dramatischen Wandel wie bei einem Schmetterling, sondern eher um einen fortlaufenden Prozess des Wachsens und Veränderns während unseres gesamten Lebens. Alle 7 Jahre durchläuft unser Körper eine regelrechte Umgestaltung. Während einige Organe, wie das Herz, nur teilweise erneuert werden, nimmt der Umbau des Skeletts die längste Zeit in Anspruch.
Gehirn und Nervensystem unterliegen lebenslang keiner vollständigen Verwandlung. Doch der Rest – Knochen, Muskeln, Organe – befindet sich im ständigen Umbaumodus!

***LIO**, unser flatternder Freund, hat etwas Aufregendes zu teilen: „Siehst du, bei euch Menschen geschieht das nicht so abrupt wie bei den Schmetterlingen mit ihrer dramatischen Verwandlung. Euer Körper verändert sich schrittweise von der Geburt bis ins hohe Alter. Das ist wie eine faszinierende Zeitreise, in der alles nach und nach wächst und sich verändert."*

Mit anderen Worten: Während Schmetterlinge in kurzer Zeit eine drastische Verwandlung durchmachen, erleben wir Menschen unsere Veränderungen in Form von Etappen. Es ist wie ein Weg durch verschiedene Lebensabschnitte, in denen sich alles nach und nach entfaltet. Ist das nicht großartig? Im Gegensatz zum Schmetterling haben wir Menschen das außergewöhnliche Geschenk erhalten, unsere geistige Metamorphose selbst gestalten zu können. Wir haben die Macht, zu entscheiden, wer und was wir werden wollen. Stell dir immer wieder die Frage:

Wer möchte ich wirklich sein?
Das ist der Teil, den ich besonders liebe – die geistige Metamorphose! Es ist wie ein faszinierendes Abenteuerbuch, das du selbst schreibst. Du bist der Autor deines eigenen Lebens. Egal, welchen Weg du wählst, denke daran: **Du bist der Schöpfer deiner eigenen Geschichte. Deine geistige Metamorphose liegt in deinen Händen. Nimm dieses Geschenk an und beginne noch heute, das Abenteuer deines Lebens zu gestalten!**

LIO flattert aufgeregt und meint: „Ja, genau! Du hast die Möglichkeit, deine Metamorphose aktiv mitzugestalten – etwas, das ich nicht konnte. Bei mir geschah die Verwandlung automatisch. Aber du kannst dein Denken, deine Einstellung und damit auch dein Leben selbst formen und in die Richtung lenken, die du dir wünschst.

Traumatische Ereignisse können wie ein lauter Weckruf sein, der dir zeigt, dass es Zeit ist, alles zu verändern und neu zu beginnen. Ich habe solche Momente nicht erlebt, aber ich sehe, wie sie für dich der Beginn von etwas Wundervollem sein können. Aber das muss nicht immer mit Leid verbunden sein! Du kannst diesen Weg auch aus purer Erkenntnis und dem Wunsch nach deiner Potenzialentfaltung gehen. Doch durch alle Aufs und Abs hindurch stehe ich an deiner Seite, bereit, dich zu unterstützen. Du bist nicht allein, denn wir gestalten gemeinsam deine einzigartige Reise der Veränderung.
In meinen Gedanken bin ich der festen Überzeugung, dass deine Metamorphose nicht nur besonders, sondern auch außergewöhnlich kraftvoll sein wird. Du trägst alle Voraussetzungen in dir, und ich freue mich darauf, Zeuge zu sein, wie du in voller Größe erstrahlst.“

„Während Tiere von ihren Instinkten geleitet werden,
hat der Mensch die Gabe der Reflexion und
die Freiheit zur Veränderung.“
Unbekannt

Die Magie im Flattern – Spirituelle Symbolik des Schmetterlings

Der Schmetterling ist seit jeher ein Symbol der Transformation, des Wandels und der Schönheit. In vielen Kulturen und spirituellen Traditionen werden ihm verschiedene Bedeutungen zugeschrieben, die als wichtige geistige Botschaften für uns Menschen dienen können. Er ist Bote und Lehrer zugleich.
Manche der nachfolgenden Anführungen habe ich womöglich schon einmal in einem anderen Kapitel erwähnt, doch während meines Medizinstudiums war einer der motivierenden Sätze für mich: „Repetitio mater studiorum est." Das bedeutet: „Wiederholung ist die Mutter der Weisheit." Gleiches erbitte ich auch von dir, geschätzte*r Leser*in. Akzeptiere Wiederholungen als den Schlüssel zur Meisterschaft. Jedes Mal, wenn du immer wieder bewusst an deinem Selbstwert oder anderen Bereichen deiner Persönlichkeit arbeitest, machst du kleine, aber wichtige Fortschritte. Diese ständigen Wiederholungen sind wie die Schritte eines Schmetterlings auf dem Weg zur Entfaltung – nur durch Training und Wiederholungen erreichst du Stufe um Stufe dein höchstes Potenzial. Nun aber zu den spirituellen Botschaften des Schmetterlings:

Fokus auf das Ziel: Ohne Ziel gibt es kein Ankommen! In den Genen des Schmetterlings ist sein Lebensziel bereits festgelegt. Er durchläuft 4 herausfordernde Entwicklungsschritte, um seine Selbstverwirklichung als Schmetterling zu erreichen und zu leben. In uns Menschen ist ebenfalls das Lebensziel der höchsten Potenzialentfaltung angelegt, doch ist sie uns häufig nicht bewusst. Doch das Universum lenkt dein Leben so, dass du dir dessen bewusst werden kannst und dann danach strebst die höchste Stufe deiner Entwicklung zu erreichen.
LIO fügt hinzu: „Als ich noch eine Raupe war, konnte ich nicht ahnen, was einmal aus mir wird. Aber ich spürte tief in mir, dass ich etwas Großes erreichen sollte. Schritt für Schritt, durch all die Veränderungen hindurch, hielt ich an diesem inneren Wissen fest. Am Ende, als ich meine Flügel entfaltete, wusste ich, dass all die Mühe und das Vertrauen in meinen Weg mich zu diesem Ziel geführt haben. Es war immer da, nur musste ich es mir erst bewusst machen."

Transformation: Der Schmetterling durchläuft eine beeindruckende Verwandlung vom Ei über die Raupe und Puppe bis hin zum erwachsenen Schmetterling. Diese

Metamorphose erinnert uns daran, dass wir, wie alles in der Natur, die Aufgabe haben uns ständig weiterzuentwickeln und zu wachsen, bis wir in unsere wahre Größe kommen.
LIO berichtet: „Im Kokon war es manchmal so eng und drückend, dass ich dachte, ich könnte es nicht mehr aushalten. Der Druck war so stark, dass ich das Gefühl hatte, an meine Grenzen zu stoßen. Doch genau in diesen Momenten, als alles zu viel schien, spürte ich, wie ich innerlich stärker wurde. Es war, als ob all die Herausforderungen mich dazu zwangen, die Kraft in mir zu finden, um schließlich meine Flügel auszubreiten und die Freiheit zu erleben."

Ein Diamant, der kostbarste und schönste aller Steine, entfaltet erst durch extreme Hitze und großen Druck seine wahre Schönheit und Vollkommenheit. Genauso formen uns die Herausforderungen des Lebens, sodass wir unser inneres Potenzial entwickeln und zu unserer stärksten und authentischsten Version heranwachsen.

Loslassen der Vergangenheit: Die Raupe muss sich von ihrer alten Hülle trennen, um sich in einen Schmetterling zu verwandeln. Als Puppe lässt sie den Kokon zurück und somit ihre alte Identität los. Dies ermutigt uns, alte Gewohnheiten, Glaubenssätze, Verletzungen der Vergangenheit oder negative Emotionen loszulassen, um Platz für neue, positive Veränderungen zu schaffen.
Wenn ich als Coach Menschen begleite, stelle ich sehr oft fest, dass das Loslassen der Vergangenheit etwas ist, das die wenigsten allein schaffen. Immer wieder fällst du in Gefühle des Leids, der Trauer, der Wut, des Ärgers, der Enttäuschung und Ähnliches zurück. Diese belastenden Gedanken und Gefühle an die damaligen Situationen, die dabei entstehen, blockieren dich jedoch völlig und versperren dir den Weg in die Freiheit.
Es gibt nur eine einzige Lösung: **Loslassen und frei werden!**

Die Leiden der Vergangenheit sind wie schwere große Steinbrocken, die du in deinem Rucksack am Rücken trägst und die dir ein Weiterkommen unmöglich machen. Sie zwingen dich zu verkrümmen, zu keuchen, zu schwitzen, schwer zu atmen – weil du dich völlig überanstrengst durch diese schwere Last. Schließlich gibst du auf und bleibst erschöpft und kraftlos am Boden sitzen. Schweißperlen tropfen von deiner Stirn und vermischen sich mit Tränen der Verzweiflung und der Schwäche. Keine Rede mehr vom Weiterkommen, aus mit dem freudvollen Aufstieg, vorbei das Weiterkommen zum Ziel. Aus, Ende.

Frage an dich: **Was, meinst du, hätte in diesem Fall geholfen?**
Genau! Das LOSLASSEN!
Den Rucksack ablegen, die schweren Steine loslassen und leicht und frei deinen Weg weitergehen.
Ganz nach dem Motto: „Hinfallen, aufstehen, Krone richten, weitergehen."

Natürliche Weisheit: Wie die Natur uns das Loslassen lehrt

- **Herbstblätter, die abfallen:** Wie ein Baum im Herbst seine alten Blätter loslässt, um Platz für neue Knospen im Frühling zu schaffen, kannst auch du das Alte loslassen. Befreie dich von dem, was dir nicht mehr dient, und schaffe Raum für dein persönliches Wachstum und deine Erneuerung.
- **Schlangenhaut abwerfen:** Schlangen streifen regelmäßig ihre alte Haut ab, um Raum für ihre wachsende Größe zu schaffen. Auch du kannst alte Denkmuster und Verhaltensweisen abstreifen, die dich zurückhalten. Indem du das Alte hinter dir lässt, gibst du dir die Freiheit, dich in deiner wahren Größe zu entfalten.
- **Vogel, der das Nest verlässt:** Wenn ein junger Vogel flügge wird, verlässt er das Nest, um seine Kraft und Größe zu finden und unabhängig zu werden. So wie der Vogel aus dem Nest fliegt, kannst auch du aus deiner Komfortzone ausbrechen. Es ist dieser Schritt ins Unbekannte, der es dir ermöglicht, dein volles Potenzial zu entfalten und wahre Unabhängigkeit zu erlangen.
- **Auferstehung der Natur im Frühling:** Nach dem Winterschlaf erwacht die Natur im Frühling zu neuem Leben. Genauso kannst du nach einer Phase des Rückzugs und der Reflexion, wie die Raupe im Kokon, aus deiner eigenen „Winterzeit" auftauchen. Nutze diese Zeit der Erneuerung, um dich neu auszurichten und dich in positive Veränderungen zu entfalten.
- **Fluss des Wassers:** Ein Fluss bewegt sich unaufhaltsam vorwärts, trägt Altes mit sich, verändert sich ständig und fließt schließlich in den Ozean. Lass auch du dich vom Fluss des Lebens tragen. Befreie dich von alten Lasten, die dich zurückhalten, und konzentriere dich auf das, was vor dir liegt. So wirst du deinen eigenen Weg finden und deinem Ziel näherkommen.

Schmerz: Es ist kaum vorstellbar, dass der Schmetterling ohne Schmerz zu seiner vollen Schönheit gelangt. Doch er durchläuft die Phase des Kokons, in der die Metamorphose stattfindet. Auch du wirst manchmal den Schmerz spüren, der notwendig ist, um dich zu entfalten. Diese Herausforderungen sind deine Wachstumschancen. Sie geben dir die Möglichkeit, zu der Person zu werden, die du sein kannst, und die Freiheit zu erlangen, die du dir wünschst.
LIO fügt hinzu: „Die Herausforderungen, die ich durchlaufen habe, fühlten sich manchmal wie Wachstumsschmerzen an. Der Schmerz im Kokon war real, und es war schwer, ihn zu ertragen. Doch genau diese Schmerzen haben mich stärker gemacht und mich zu dem einzigartigen Schmetterling geformt, der ich heute bin. Ohne sie hätte ich meine wahre Schönheit und Stärke nie entfalten können."

Was uns die Natur lehrt: Die Sprache des Schmerzes
Ein beeindruckendes Beispiel aus der Natur, welches die Notwendigkeit von Herausforderungen und Schmerz für persönliches Wachstum illustriert, ist der Wachstumsprozess der Bäume im Wald.
In einem dichten Wald konkurrieren junge Bäume um das Sonnenlicht, das zum Überleben notwendig ist. Diejenigen, die im Schatten größerer Bäume wachsen, erfahren einen gewissen Grad an Stress und Widerstand. Dieser Stress führt dazu, dass ihr Holz härter und dichter wird und nach alternativen Wegen sucht, um an das lebenswichtige Sonnenlicht zu gelangen. Infolgedessen entwickeln diese Bäume Strategien, um sich zu strecken, zu biegen oder ihre Blätter zu verändern, um mehr Licht zu absorbieren. Der Druck, den sie erfahren, mag zwar schmerzhaft erscheinen, aber genau dieser Stress zwingt sie dazu, sich anzupassen, zu wachsen und ihre eigenen einzigartigen Wege zu finden, um erfolgreich zu sein.
Ähnlich wie der Schmetterling, der durch den engen Kokon geht, oder die Bäume im Wald, die mit begrenzten Ressourcen konfrontiert sind, benötigst auch du manchmal Herausforderungen und emotionale Schmerzen, um aufzubrechen und zu werden, wer du wirklich bist.. Diese Schwierigkeiten können als Katalysator für persönliches Wachstum dienen und dir die Möglichkeit geben, widerstandsfähiger, einfallsreicher und letztendlich erfüllter zu werden.

Inspiration: Schmetterlinge sind inspirierende Kreaturen, die uns daran erinnern, unsere Träume zu verfolgen und Hindernisse zu überwinden. Ihre Schönheit und Grazie entzücken uns, sie inspirieren uns dazu auch die Freude und Leichtigkeit des Seins anzustreben, um Glück zu erfahren.

LIO, der Schmetterling, überschwänglich: „Oh, die süße Melodie der Träume, die uns durch das Leben begleitet! Genau wie ich, der vom Boden in die Lüfte aufstieg, ermutige ich dich dazu, deine eigenen Flügel der Inspiration auszubreiten. Überwinde Hindernisse, lass deine Träume fliegen und erlebe die Freude, wenn du deine Ziele erreicht hast. Der Himmel ist die einzige Grenze für unsere Träume!"

Schönheit: Die zarten Flügel und leuchtenden Farben des Schmetterlings symbolisieren die Schönheit in der Natur und in uns selbst. Die Botschaft lautet, die Schönheit des Lebens zu erkennen und zu schätzen. Spüre die Magie der Natur und die Herzlichkeit der Menschen und finde die kostbaren Schätze in dir und um dich herum.
LIO ergänzt: „Ach, die Schönheit, die uns umgibt, ist wie meine eigenen zarten Flügel, die im Sonnenlicht schillern. Entdecke die Vielfalt der Natur und der Menschen um dich herum, und vergiss nicht, auch die leuchtenden Facetten in dir selbst zu erkennen und zu schätzen."

Anpassungsfähigkeit: Der Schmetterling kann flink und leicht die Richtung ändern. Das erinnert uns daran, dass Anpassungsfähigkeit eine wichtige Eigenschaft ist, um mit den Veränderungen des Lebens umzugehen. Wenn wir in der Lage sind uns an verschiedene Situationen des Lebens anzupassen, vermeiden wir Starre, Streit, Eigensinn und begegnen den Herausforderungen des Lebens mit Flexibilität und Gelassenheit.
LIO erläutert: „Die Kunst der Anpassung ist für mich wie mein täglicher Tanz mit dem Wind. Als Schmetterling lerne ich, mit jeder Brise zu fliegen, mich leicht anzupassen und die Richtung zu ändern, wenn es nötig ist. Manchmal bedeutet es, Hindernissen auszuweichen oder neue Wege zu finden, um mein Ziel zu erreichen. Diese Fähigkeit, mich anzupassen, hat mir geholfen, die Schönheit des Lebens in all seinen Facetten zu erleben."

Freiheit: Wenn der Schmetterling seine Flügel ausbreitet und in die Luft steigt, verkörpert er Freiheit, Unabhängigkeit, Glück und Leichtigkeit. Eigenschaften und Gefühle, die wir wohl alle anstreben. Die Botschaft hierbei ist, sich von Beschränkungen zu befreien, authentisch zu sein, deinem eigenen Weg zu folgen und die Freiheit zu genießen, neue Pfade zu betreten, die dir ein erfülltes Leben schenken. So kommst du in die wahre Freiheit, unabhängig von äußeren Umständen, frei von Belastungen und Fesseln, da du deine Einstellungen grundlegend geändert hast.

***LIO** macht deutlich: „Die erste Brise, die mich in die Luft hob, fühlte sich an wie ein Versprechen der Freiheit. Mit jedem Flügelschlag spürte ich, wie ich die Enge des Kokons hinter mir ließ. Es war, als ob die Luft selbst mich trug, und ich konnte endlich die Welt aus einer neuen Perspektive sehen. Diese Freiheit, in mein eigenes Leben zu fliegen, ist das schönste Geschenk, das mir meine Verwandlung geschenkt hat."*

Lebensfreude: Das fröhliche Flattern des Schmetterlings kann uns dazu inspirieren, das Leben mit mehr Leichtigkeit und Freude zu leben und die vielen kleinen Freuden des Alltags zu schätzen.
***LIO** fügt hinzu: „Jedes Mal, wenn ich meine Flügel im Sonnenlicht ausbreite und das sanfte Flattern spüre, erfüllt mich eine tiefe Freude. Es sind die kleinen Momente – der Duft einer Blume, die Wärme der Sonne –, die das Leben so lebenswert machen. Diese Augenblicke der Freude erinnern mich daran, dass es im Leben nicht immer um große Ereignisse geht, sondern um die kleinen Freuden, die jeden Tag besonders machen."*

Spielfreude: Der Schmetterling erinnert uns an unsere unbeschwerte Kindheit, wo wir glücklich und fröhlich waren. Unser inneres Kind ist darüber glückselig und wir fühlen uns sofort selig beschwingt, wenn wir einem Schmetterling zusehen, wie er spielerisch beschwingt herumflattert. Unser inneres Kind benötigt auch mehr Spiel, Spaß und Leichtigkeit im Leben, damit es sich wohl fühlt. Sei manchmal wie ein glückliches Kind. Nimm die Dinge nicht so ernst, lass Spiel und Spaß einen integrierenden und wichtigen Bestandteil deines Lebens sein.
***LIO** verdeutlicht: „Das ist wunderbar, dass du das erwähnst! Für uns Schmetterlinge ist das Spielerische ein Ausdruck purer Lebensfreude. Wenn wir leicht und beschwingt durch die Luft gleiten, feiern wir das Hier und Jetzt. Es erinnert uns daran, wie wichtig es ist, die Leichtigkeit und den Spaß im Leben zu bewahren. Also, lass uns nicht vergessen, das Leben mit Freude und Unbeschwertheit zu füllen!"*

Geduld: Die Verwandlung des Schmetterlings braucht Zeit. Das erinnert uns daran, dass Geduld unbedingt erforderlich ist, um die gewünschten Ergebnisse zu erzielen. Eine Blume kannst du nicht zwingen, schneller zu blühen: Jede Blume hat ihren eigenen Rhythmus, und Geduld ist notwendig, um ihre volle Schönheit zu erreichen. Sei geduldig auf deinem geistigen Weg, denn genau wie die Transformation des Schmetterlings braucht Veränderung Zeit. Jede Handlung, die du geduldig durchführst, zählt als Schritt zum Ziel. Der Erfolg kommt, wenn du die Geduld hast, den Prozess zu durchleben und auf den Erfolg zu vertrauen.

LIO, der Schmetterling, sagt: „Als ich im Kokon war, hatte ich nichts anderes als Zeit. Es fühlte sich oft so an, als ob die Veränderung nie enden würde. Aber geduldig lernte ich, dass jede kleine Veränderung mich näher zu meiner wahren Form brachte. Manchmal müssen wir einfach abwarten und darauf vertrauen, dass alles zur richtigen Zeit geschieht. Diese Geduld hat mich zu dem Schmetterling gemacht, der ich heute bin."

Wunder der Natur: Der Schmetterling ist ein faszinierendes Beispiel für die Wunder der Natur. Es erinnert uns daran, die Schönheit und den Zauber der Natur um uns herum zu schätzen, ihr mit Achtsamkeit und Respekt zu begegnen und uns daran zu erfreuen. Geh, so oft du nur kannst, in unsere wunderschöne Natur und genieße all das Wunderbare, das sie uns schenkt. Bedanke dich täglich für all das, was Mutter Erde dir selbstlos zur Verfügung stellt.

LIO: „Jeder Flug, den ich mache, ist ein Tanz durch die Wunder der Natur. Die Luft, die mich trägt, der Duft der Blumen, die mich rufen – all das ist für mich wie ein magisches Schauspiel, das mich immer wieder aufs Neue verzaubert. Ich spüre die Verbundenheit mit allem um mich herum und bin dankbar für jedes Wunder, das die Natur mir schenkt. Es ist diese Dankbarkeit, die meinen Flug leicht und voller Freude macht."

Vielfalt: Es gibt weltweit 180.000 verschiedene Schmetterlingsarten, jede in ihrer eigenen Individualität. Der eine rot, der andere gelb, der nächste dunkel etc. Streiten sie miteinander? Nein! Sie streiten deshalb nicht, weil sie alle zur gleichen Insekten-Familie gehören!

Der Schmetterling lehrt uns, dass trotz unserer Unterschiede Frieden möglich ist, denn in Wahrheit gehören wir alle derselben Familie an – der Menschheit.

LIO kommentiert: „Schau dich um und entdecke die Vielfalt meiner Familie. Jeder Schmetterling ist ein Kunstwerk für sich, einzigartig in seiner Schönheit. Obwohl wir in den verschiedensten Farben leuchten, leben wir in Harmonie, weil wir erkennen, dass wir alle zusammengehören. Nimm dir ein Beispiel an uns – auch wir Schmetterlinge akzeptieren unsere Unterschiede und leben im friedlichen Miteinander. Diese Vielfalt bereichert unser Zusammenleben und zeigt, dass auch ihr Menschen im Miteinander Frieden finden könnt, wenn ihr euch als Teil derselben Familie seht."

„Erkenne die Einheit in der Vielfalt und schaffe Frieden."
Sadhvi Shanti

Die geistig-spirituelle Bedeutung des Schmetterlings mit Kommentar von *LIO*

Seit jeher ist der Schmetterling ein faszinierendes Symbol der Transformation, des Wandels und der Schönheit. In vielen Kulturen und spirituellen Traditionen werden ihm verschiedene Bedeutungen zugeschrieben, die als wichtige geistige Botschaften für uns Menschen dienen können. Der Schmetterling ist nicht nur ein Bote, sondern auch ein Lehrer, der uns durch seine einzigartige Metamorphose wichtige Lebenslektionen erteilt. Hier sind einige Kulturen und spirituelle Traditionen, in denen der Schmetterling verschiedene Bedeutungen hat:

In der antiken griechischen Mythologie wurde der Schmetterling oft als Symbol für die Seele betrachtet. Der Name „Psyche" bedeutet auf Griechisch sowohl „Schmetterling" als auch „Seele", was eine enge Verbindung zwischen dem Schmetterling und dem Konzept der Seele nahelegt.

In der chinesischen Kultur symbolisiert der Schmetterling oft Glück, Freude und Wohlstand. Insbesondere der Pfauenschmetterling wird als Glücksbringer betrachtet und ist ein häufiges Motiv in der chinesischen Kunst und Literatur.

Im Shintoismus und Buddhismus Japans wird der Schmetterling oft mit spiritueller Transformation und Wiedergeburt assoziiert. Er wird auch als Symbol für die Vergänglichkeit des Lebens betrachtet, da er kurzlebig ist und sich während seines Lebenszyklus stark verändert.

Die Navajo-Kultur der Native Americans betrachtet den Schmetterling als Symbol für Schönheit, Harmonie und die Verbindung zwischen Mensch und Natur. Der Schmetterling wird auch als Überbringer von Botschaften der Hoffnung und des Trostes angesehen.

In der aztekischen Kultur Mittelamerikas wurde der Schmetterling mit der Göttin der Fruchtbarkeit und des Schönen, Xochiquetzal, in Verbindung gebracht. Sie wurde oft mit Schmetterlingen dargestellt und der Schmetterling wurde als Symbol für Fruchtbarkeit und Wachstum verehrt.

Der Schmetterling wird auch als Symbol für spirituelle Transformation und den Zyklus von Leben, Tod und Wiedergeburt angesehen.

Diese Beispiele zeigen, dass der Schmetterling in verschiedenen Kulturen und spirituellen Traditionen eine Vielzahl von Bedeutungen hat und oft als Symbol für wichtige Konzepte wie Transformation, Schönheit und spirituelles Wachstum betrachtet wird.

LIO, der Weise, hatte während seines Fluges von Kanada nach Mexiko reichlich Zeit, über seine Lebensreise nachzudenken. Die Früchte seiner tiefen Selbsterforschung teilt er uns nun in seinen nachfolgenden Gedanken mit. Sein Weitblick und die Weisheit, die er im Laufe seines Lebens erlangt hat, erlauben es ihm, die verschiedenen Facetten des Schmetterlingslebens auf eine tiefere, persönlichere Ebene zu heben. Lass uns gemeinsam mit ***LIO***, dem Weisen, durch die Reflexionen und Erkenntnisse seiner Lebensreise wandern. In seinen Kommentaren zu meinem Einblick in das Schmetterlingsleben offenbart er ein Herz voller Erfahrung und einen Flügelschlag, der von tiefer Weisheit getragen wird.
LIO: „Diese Metamorphose, die du beschreibst, erinnert mich an jede Phase meiner eigenen Reise der Veränderung und Befreiung. Manchmal müssen wir konsequent und beharrlich durch verschiedene Phasen gehen, um zu werden, wer wir sein wollen.“

Loslassen des Alten – Vertrauen in das Neue: Die Metamorphose des Schmetterlings zeigt dir, dass Loslassen nicht nur ein Akt der Befreiung ist, sondern auch ein Sprung ins Ungewisse. Du musst dich, wie die Raupe, in deinen Kokon zurückziehen und dich vollständig auflösen, ohne zu wissen, wie du als Schmetterling wiedergeboren wirst. Dieses Vertrauen in den Prozess, ohne die Kontrolle über das Ergebnis zu haben, ist eine tiefere Ebene des Loslassens. Es fordert dich auf, deine Ängste und Zweifel loszulassen und dich auf das Unbekannte einzulassen, im Vertrauen darauf, dass etwas Neues und Schönes entstehen wird.
LIO: „Als ich mich in den Kokon zurückzog, hatte ich keine Ahnung, was mich erwartete. Alles, was ich kannte, musste ich loslassen, um Platz für das Neue zu schaffen. Es war beängstigend, aber ich vertraute darauf, dass dieser Schritt notwendig war, um zu wachsen und mich zu verwandeln. Auch du kannst den Mut finden, das Alte loszulassen und darauf zu vertrauen, dass das Neue, das auf dich wartet, genau das Richtige für dich ist. Du wirst sehen, dass aus dem Unbekannten etwas Wundervolles entstehen kann.“

Leichtigkeit und Freude: Der Schmetterling inspiriert dich dazu, das Leben mit Leichtigkeit und Freude zu leben, die kleinen Freuden des Alltags zu schätzen und dein inneres Kind zu nähren. In einer Welt, die oft von Stress und Hektik geprägt ist, zeigt dir der Schmetterling, wie wichtig es ist, Momente der Unbeschwertheit zu finden und die Schönheit im Einfachen zu sehen. Fliege mit offenem Herzen durch das Leben und entdecke die Schönheit im Hier und Jetzt.

LIO meint: „Wenn ich durch die Lüfte fliege, spüre ich die Leichtigkeit in jedem Flügelschlag. Es ist diese Leichtigkeit, die mir zeigt, wie wichtig es ist, die kleinen Freuden des Lebens zu schätzen. Manchmal reicht es, den Duft einer Blume einzuatmen, um das Herz mit Freude zu erfüllen. Diese Momente der Freude sind überall um dich herum – lass sie einfach in dein Leben einströmen und genieße sie in vollen Zügen."

Achtsamkeit: Der Schmetterling erinnert dich daran, dass Achtsamkeit weit über das bloße Wahrnehmen von Schönheit hinausgeht. Sie bedeutet, im Moment präsent zu sein und die Welt um dich herum in ihrer vollen Tiefe zu erfahren – von der sanften Brise, die deine Haut streift, bis hin zu den feinen Veränderungen in der Natur. Indem du achtsam bist, lernst du, die kleinen Details zu schätzen, die oft im Trubel des Lebens übersehen werden, und entwickelst ein tieferes Verständnis und Respekt für das Leben selbst.

LIO: „Für mich als Schmetterling ist Achtsamkeit überlebenswichtig. Jeder Flügelschlag erfordert volle Aufmerksamkeit, denn die Welt um mich herum kann sowohl Schönheit als auch Gefahr bergen. Wenn ich nicht achtsam bin, könnte ich eine Gefahr übersehen oder unnötig Energie verschwenden. Achtsamkeit hilft mir, das richtige Gleichgewicht zu finden – zwischen dem Genießen der Blumen und dem Aufpassen auf das, was um mich herum geschieht. Indem ich im Moment lebe und jede Veränderung wahrnehme, kann ich sicher und frei fliegen."

Weisheit: Insgesamt ist der Schmetterling nicht nur ein Symbol der äußeren Schönheit, sondern auch ein tiefer Lehrer auf deiner Reise der Selbstentdeckung und Transformation.

LIO hebt hervor: „Die Weisheit meiner Ahnen trage ich tief in mir. Es ist, als würden die Ur-Schmetterlinge mich bei jedem Flügelschlag begleiten. Ihre zeitlosen Botschaften erinnern mich daran, dass Veränderung möglich ist, wenn ich den Mut habe, sie zuzulassen. In jedem Augenblick spüre ich, dass das Wissen der Ur-Schmetterlinge mich stärkt, meinen Weg in die Zukunft zu gehen."

Wiedergeburt und Erneuerung: Der Lebenszyklus des Schmetterlings, von der Raupe bis zum Schmetterling, symbolisiert auch Wiedergeburt und Erneuerung. Es erinnert dich daran, dass selbst nach schwierigen Zeiten oder Verlusten Möglichkeiten und Chancen entstehen für das Neue, das darauf wartet von dir entdeckt zu werden.

***LIO** erklärt weiter: „Als ich im Kokon war, fühlte es sich an, als wäre alles verloren. Aber ich habe gelernt, dass diese dunklen Momente nur der Anfang von etwas Neuem sind. Wenn ich als Schmetterling aus dem Kokon schlüpfe, ist es wie eine zweite Geburt – ein neues Leben voller Möglichkeiten. Auch du kannst aus schwierigen Zeiten neu erblühen. Egal wie dunkel es gerade scheint, die Zukunft hält immer etwas Helles für dich bereit. Trau dich, neu anzufangen und die Welt mit neuen Augen zu sehen."*

Flüchtigkeit: Schmetterlinge haben eine kurze Lebensspanne. Dies erinnert dich daran, dass das Leben vergänglich ist und dass du jeden einzelnen Moment schätzen sollst. Lebe im Hier und Jetzt, denn es ist die einzige Zeit, wo du etwas tun kannst und damit deine Zukunft gestaltest.

***LIO** unterstreicht: „Wenn ich durch die Lüfte tanze, spüre ich die Flüchtigkeit meiner Zeit. Jeder Flügelschlag ist für mich ein Moment, den ich voll auskosten möchte. Ich habe gelernt, dass es keine Garantie für den nächsten Augenblick gibt, und gerade das macht jeden Moment so wertvoll. Für mich bedeutet es, jeden Augenblick so zu leben, als wäre er mein letzter, und genau darin finde ich die wahre Schönheit des Lebens."*

Unbeschwertheit: Der Schmetterling fliegt mühelos von Blume zu Blume. Das ermutigt dich, dich nicht allzu sehr mit Problemen und Sorgen zu belasten, sondern sie leichter zu nehmen. Der wahre Sinn des Lebens ist es, mit sämtlichen Herausforderungen gelassen umzugehen und auch der Unbeschwertheit Raum zu geben.

***LIO** merkt an: „Ein Schmetterling hat mir einmal zugezwinkert und gesagt: ‚Warum alles so schwer nehmen? Das Leben ist wie ein leichter Flug von Blume zu Blume. Selbst wenn du mal auf eine Dornenhecke triffst, lass dich nicht davon abhalten, trotzdem weiterzufliegen.'"*

Anmut: Die fließenden Bewegungen des Schmetterlings drücken Anmut und Eleganz aus. Er lehrt uns, uns selbst und andere mit Respekt und Würde zu behandeln. Schmetterlinge sind wie Ballerinen des Himmels, und wir sollten ihre flatternde Eleganz als Aufforderung sehen, uns auch in unserem Alltag mit einer Prise Anmut zu bewegen. Manchmal reicht ein zarter Schritt, ein Lächeln, um ein Herz zu berühren.

***LIO**: „Wenn ich durch die Lüfte gleite, spüre ich die Anmut in jedem Flügelschlag. Es ist ein Gefühl von Leichtigkeit und Harmonie, das mich durchströmt. Für mich* *bedeutet Anmut, in Einklang mit mir selbst und meiner Umgebung zu sein. Es ist nicht nur eine Bewegung, sondern eine Haltung, die mir zeigt, wie ich mit allem um mich herum sanft und respektvoll in Verbindung treten kann. Diese Anmut gibt mir die Kraft, selbst in stürmischen Zeiten mit Würde weiterzufliegen."*

Veränderung als natürlicher Prozess der Natur: Der Schmetterling zeigt uns, dass Veränderung ein natürlicher und notwendiger Bestandteil des Lebens ist. Seine Metamorphose erinnert uns daran, dass Geduld und Vertrauen oft der Schlüssel zu wahrem Wachstum sind. Veränderung ist der Flügelschlag des Lebens.
***LIO** erzählt: „Im Kokon fühlte ich mich, als würde ich immer weniger werden, aber gleichzeitig wusste ich, dass etwas in mir wuchs. Es war ein leiser Prozess, der Geduld verlangte, aber als ich schließlich meine Flügel entfaltete, wusste ich, dass sich das Warten gelohnt hatte. Die Veränderung war nicht das Ende, sondern der Anfang von etwas Wundervollem."*

„Gerade als die Raupe dachte, die Welt sei zu Ende,
wurde sie zu einem Schmetterling."
Barbara Haines Howett

Vielfalt: Die Vielfalt der Schmetterlingsarten weltweit spiegelt die unendliche Vielfalt des Lebens selbst wider. Jede Art ist ein einzigartiges Kunstwerk der Natur. Von den prächtigen, leuchtenden Farben des Monarch Falters bis zu den durchscheinenden Flügeln des Glasflüglers – jeder Schmetterling erzählt seine eigene Geschichte.
***LIO** sagt dazu: „Jeder von uns Schmetterlingen trägt seine eigene Geschichte in den Farben und Mustern unserer Flügel. Die Vielfalt, die du in der Natur siehst, ist ein Spiegelbild der unendlichen Möglichkeiten des Lebens. Ich bin stolz darauf, ein Teil dieser bunten Welt zu sein, in der jeder Schmetterling, so unterschiedlich er auch sein mag, etwas Einzigartiges beiträgt." Beim Menschen ist das ebenso.*

Innere Reise: Die Metamorphose des Schmetterlings kann als Spiegel unserer eigenen inneren Reise betrachtet werden, auf der wir uns weiterentwickeln und entfalten, um unser volles Potenzial zu leben.
***LIO**: „Die Metamorphose des Schmetterlings ist wie ein Buch mit leeren Seiten, das du mit den Geschichten deiner inneren Reise füllen. Lass uns mit jedem Flügelschlag eine neue Seite umblättern und mutig dein eigenes Märchen schreiben."*

Hingabe: Der Schmetterling kann leicht fliegen und zeigt dir, dass es von Nutzen ist, im Leben mit dem Fluss zu gehen und dich von allen Dingen befreien, die dich zurückhalten. Der Fluss des Lebens bedeutet sich diesem Fluss anzuvertrauen, erlaube ihm, dich zu neuen Ufern zu tragen. In der Hingabe an den Fluss entdeckst du die wahre Freiheit.

***LIO** erinnert sich: „Bei meinem ersten Flügelschlag spürte ich den Wind, der mich hochhob. Es war, als ob ich mich ihm völlig hingeben musste, um wirklich fliegen zu können. Im Anfang war es schwer, loszulassen und mich dem Wind anzuvertrauen. Aber in dem Moment, in dem ich das tat, fühlte ich eine Freiheit, die ich nie zuvor erlebt hatte. Die Hingabe an den Wind und das Vertrauen in seine Richtung gaben mir die Leichtigkeit, durch die Lüfte zu gleiten und Neues zu entdecken."*

Sich dem Unbekannten öffnen: Der Schmetterling wagt sich aus seiner vertrauten Umgebung und fliegt in die Welt hinaus. Dies erinnert uns daran, offen für neue Erfahrungen und Möglichkeiten zu sein. Der Schmetterling kennt keine Grenzen, wenn er in die Welt hinausfliegt. Mach es wie er – öffne dein Herz für das Unbekannte. Jeder Flügelschlag in unbekannte Gefilde ist eine Einladung zu neuen Abenteuern und wertvollen Erlebnissen. Die Schönheit des Lebens liegt meist jenseits unserer Komfortzone.

***LIO** meint: „In meinem Herzen bin ich offen für das, was der nächste Moment bringt. Wie alle Schmetterlinge vertraue ich darauf, dass ich geführt werde und meine Aufgaben erkenne. Ungewissheit schreckt mich nicht ab, sondern motiviert mich, weiterzumachen und meinen Weg zu finden. Ich glaube daran, dass der richtige Moment im Ungewissen kommt, der mich weiterbringt.“*

Flexibilität: Schmetterlinge fliegen geschmeidig und passen sich den Winden und Strömungen an. Sie erinnern dich daran, dass Flexibilität und Anpassungsfähigkeit wichtige Eigenschaften im Leben sind. Flexibilität bedeutet, in Gedanken, Gefühlen und Taten flexibel zu reagieren und Veränderungen sofort anzunehmen und umzusetzen. In der Natur zeigt dir die Birke mit ihrem weichen und elastischen Stamm, wie sie sich an den Wind anpasst und geschmeidig mit ihm wiegt. Sie bricht nicht, sondern biegt sich, um den Kräften standzuhalten. Im Gegensatz dazu steht die mächtige Buche, die zwar stark wirkt, aber in ihrer Starrheit eher Gefahr läuft umzufallen, wenn sie starken Winden ausgesetzt ist. Diese Bäume lehren dich, dass es nicht immer die Stärke ist, die dich durch stürmische Zeiten trägt, sondern die

Fähigkeit, flexibel und anpassungsfähig zu sein, um die Herausforderungen des Lebens zu meistern.

***LIO** meint: „Wenn der Wind mich trägt, spüre ich, wie meine Flügel sich ihm anpassen. Es ist ein Tanz zwischen mir und den Elementen. Diese Flexibilität gibt mir die Freiheit, jede Richtung zu erkunden, ohne mich festzulegen. Ich habe gelernt, dass es nicht die starre Kraft ist, die mich voranbringt, sondern die Fähigkeit, mich den Veränderungen hinzugeben. In dieser Anpassungsfähigkeit finde ich meine wahre Freiheit."*

Vertrauen: Der Schmetterling vertraut in jedem Augenblick darauf, dass alles gut ist, so wie es ist, da das Universum stets nur das Beste für ihn will. Dadurch kann er alle schwierigen Phasen seiner Entwicklung während der Metamorphose annehmen, in der Sicherheit, dass alles nur zu seinem Besten geschieht. Das lehrt mich, in vollem Vertrauen auf die höchste Intelligenz des Universums meinen Weg zu gehen, ohne im Widerstand zu verharren, sondern die Dinge so anzunehmen, wie sie sind. Aus dieser Perspektive heraus erlange ich inneren Frieden, der mir Zufriedenheit bringt und die Sicherheit, dass alles zu meinem Besten geschieht.

***LIO** teilt dazu mit: „In jedem Flügelschlag spüre ich das Vertrauen, dass meine Reise von einer weisen Kraft geleitet wird. Auch ich kenne nicht immer den Weg, aber ich weiß, dass ich geführt werde, um meine Aufgabe zu erfüllen. Diese Kraft ist für mich nicht greifbar, aber ich fühle sie in mir. Möge auch in deinem Leben das Vertrauen in diese innere Führung dich durch jede Phase deiner Reise tragen und leiten."*

Spiritualität und Seele: In einigen Kulturen wird der Schmetterling als Symbol der Seele oder spirituellen Entwicklung angesehen. In der griechischen Mythologie symbolisiert der Schmetterling die Seele und die Unsterblichkeit. Der Glaube war, dass die Seelen der Verstorbenen in Form eines Schmetterlings den Körper verlassen. Die Azteken betrachteten den Schmetterling als Symbol der Wiedergeburt und der Transformation. Sie glaubten, dass der Schmetterling die Seelen der Toten zu ihren finalen Ruhestätten begleitet. In der chinesischen Kultur wird der Schmetterling oft mit Glück, Freude und langer Lebensdauer in Verbindung gebracht. Er symbolisiert auch Liebe und eine glückliche Ehe. In Japan wird der Schmetterling als Symbol der Seele betrachtet und steht für Transformation, Liebe und Glück. Verschiedene indianische Stämme interpretieren den Schmetterling als Symbol für Veränderung, Wiedergeburt und spirituelle Wandlung.

Die Symbolik des Schmetterlings, wie sie in verschiedenen Kulturen auf der ganzen Welt vorkommt, lädt dich ein, deine eigene spirituelle Reise zu erkunden. Entdecke dabei die tiefen Verbindungen, die uns alle durch unsere Seelen und unser inneres Selbst miteinander verbinden. Der Schmetterling erinnert dich daran, dass du Teil eines größeren Ganzen bist, in dem jede Transformation und jeder Schritt auf deinem Weg zur spirituellen Entwicklung eine tiefe Bedeutung hat.

***LIO** flüstert weise: „Tauche ein in die geheimnisvolle Welt deiner Seele, so wie ich in den Himmel fliege. Die Farben meiner Flügel erzählen von der Vielfalt und Einzigartigkeit jeder spirituellen Reise. Obwohl wir alle miteinander verbunden sind, hat jede Seele ihren eigenen, besonderen Weg. Diese Einzigartigkeit macht deine Reise genauso wundervoll und bedeutungsvoll wie die meine."*

Dankbarkeit: Wenn du einen Schmetterling siehst, erinnere dich an die Schönheit und Wunder der Natur. Sei dankbar für die Wunder des Lebens, die dich umgeben. Schmetterlinge sind die Boten der Natur, kleine Geschenke, die dir zeigen, wie zauberhaft das Leben ist. Jeder flatternde Flügelschlag erzählt eine Geschichte der Natur, die darauf wartet, von deinem dankbaren Herzen gehört zu werden.

***LIO** sagt: „Jedes Mal, wenn ich mit meinen Flügeln schlage, fühle ich die Freude und Dankbarkeit, ein Teil dieser wundervollen Welt zu sein. Auch du kannst diese Dankbarkeit in deinem Herzen tragen. Wenn du mit offenen Augen und einem offenen Herzen durch das Leben gehst, wirst du die kleinen Wunder um dich herum entdecken. Sei dankbar für jeden Moment, denn er ist ein Geschenk, das unschätzbar ist."*

Neue Anfänge: Der Schmetterling ist das lebendige Symbol für Neuanfänge. Schau auf seine Transformation, wenn er aus dem Kokon schlüpft. Genauso kannst auch du aus alten Gewohnheiten ausbrechen und dich in ein vollendetes Wesen verwandeln. Träume sind der erste Schritt, aber dein Flug beginnt, wenn du den Mut findest, sie zu leben. Geh diesen Weg mit Leidenschaft und erschaffe deine eigene, neue Realität.

„Tun statt nur träumen zu tun!"
Sadhvi Shanti

***LIO** ermutigt: „Als ich aus dem Kokon schlüpfte, wusste ich, dass ein völlig neues Leben vor mir lag. Es war nicht leicht, meine alte Gestalt hinter mir zu lassen, aber ich spürte, dass etwas Neues auf mich wartete. Jeder Flügelschlag war ein Schritt in* *diese neue Identität, die ich erst noch entdecken musste. Auch du hast die Kraft, dich von alten Gewohnheiten zu lösen und deinen eigenen Weg zu gehen."*

Spirituelles Erwachen: Der Schmetterling trägt eine magische Aura mit sich, die an etwas Ätherisches erinnert. Das Ätherische bezieht sich hier auf die Lebenskraft, die alle Lebewesen durchfließt. Im Gegensatz zur leblosen Materie, die der Schwerkraft unterliegt, ist das Ätherische von Leichtigkeit gekennzeichnet. Der Schmetterling kann mit der geistigen Welt in Verbindung gebracht werden – er bewegt sich zwischen den Welten oder er repräsentiert die universelle Lebensenergie, die alles durchdringt.

***LIO** ergänzt: „Wenn ich durch die Lüfte gleite, fühle ich diese universelle Lebenskraft, die in jedem Flügelschlag mitschwingt. Es ist, als ob ich durch das unsichtbare Netz des Lebens getragen werde, das alles miteinander verbindet. In diesen Momenten erinnere ich mich daran, dass wir alle Teil von etwas Größerem sind, und dass diese Kraft uns mit Leichtigkeit durch die Höhen und Tiefen des Lebens trägt."*

Ungebundenheit: Schmetterlinge tanzen frei und ungebunden durch die Luft und erinnern uns daran, dass wir selbst die Kraft haben, uns von Einschränkungen zu befreien und all unsere Möglichkeiten zu entfalten. Entscheide bewusst, dich von von allem zu befreien, was deinen Flug behindert.

***LIO** ermuntert: „Wenn ich durch die Lüfte gleite, spüre ich die Freiheit, die mich umgibt und die Leichtigkeit meiner Flügel erinnert mich daran, dass ich an nichts gebunden bin. Auch du kannst diese Freiheit finden, indem du die Fesseln ablegst, die dich zurückhalten. Lass los, was dich beschwert, und folge dem Ruf deiner inneren Stimme, die dich zu neuen Höhen führen will. Breite deine Flügel aus und fliege mutig in die Freiheit deiner Träume."*

16 Schlüssel-Fragen zu einer Reise, die dich zu deiner besten Version führen

Nachdem *LIO* uns mit seiner tiefsinnigen spirituellen Weisheit berührt hat, lade ich dich nun zu einer Reise der Selbstentdeckung ein. Die Fragen, die ich dir hier stelle, bilden den Schlüssel, der die Pforten zu einer tiefgreifenden Reise öffnet – einer Reise, die dich zu deiner besten Version führen wird. Es ist eine Bestandsaufnahme, eine Selbsterkenntnis, die dich auf die nächsthöhere Stufe deiner Persönlichkeit katapultiert.

„Die heilsamste Stärkung auf dem Spaziergang des Lebens ist es, von Zeit zu Zeit bei sich selber einzukehren."
Peter Sirius

Beantworte diese Fragen mit ehrlicher Offenheit und entdecke die Schönheit, die in deiner eigenen Metamorphose verborgen liegt. Dein persönlicher Aufbruch in eine neue Dimension beginnt hier und jetzt – lass diese Fragen dir den Weg weisen! Betritt das Abenteuer des Selbstentdeckens!

Liebe* Leser*in,
deine Reise zu mehr Selbstverständnis beginnt hier und jetzt. Vergiss für einen Moment die Gemütlichkeit des Sofas und tauche ein in die faszinierende Welt deiner eigenen Gedanken und Gefühle. Lass uns gemeinsam den Zauber entdecken, der in diesen 16 Fragen verborgen ist. Du wirst überrascht sein, wie viel Kraft und Inspiration du dadurch bekommst.

„Ein Gramm Praxis ist mehr als 1000 Tonnen Theorie."
Ferdinand Tönnies

Welche Vorteile hast du von der Beantwortung der 16 Fragen?

- **Selbstentdeckung und Selbstentfaltung:** Die Beantwortung dieser Fragen ermöglicht dir, tief in dich selbst einzutauchen und Aspekte deiner Persönlichkeit zu entdecken, die bisher im Verborgenen lagen. Dies ist der erste Schritt zur vollständigen Entfaltung deines wahren Potenzials.
- **Klarheit über Ziele und Prioritäten:** Durch die ehrliche Bewertung deiner Überzeugungen und Prioritäten gewinnst du Klarheit über deine Ziele. Dies hilft dir, fokussiert voranzuschreiten und einen klaren Kurs für deine Zukunft zu setzen.
- **Persönliches Wachstum und Weiterentwicklung:** Die selbstkritische Reflexion fördert persönliches Wachstum. Indem du deine Stärken und Schwächen verstehst, kannst du gezielt an deiner Weiterentwicklung arbeiten und kontinuierlich besser werden.
- **Befreiung von Einschränkungen:** Die bewusste Auseinandersetzung mit deinen Einschränkungen und Ängsten ermöglicht es dir, sie zu überwinden. Der Weg zur persönlichen Freiheit beginnt mit der Erkenntnis und der bewussten Entscheidung, sich von einschränkenden Gedanken zu lösen.
- **Erschaffung einer positiven Realität:** Die Ausrichtung deiner Gedanken auf positive Entwicklungen formt deine äußere Realität. Indem du die 16 Fragen beantwortest, lenkst du deine Gedanken in eine konstruktive Richtung und schaffst somit eine positive Lebensrealität.
- **Selbstakzeptanz und Selbstvertrauen:** Die ehrliche Selbstbewertung fördert die Akzeptanz deiner selbst, mit allen Facetten. Dies stärkt dein Selbstvertrauen und ermöglicht es dir, mutige Entscheidungen zu treffen, die im Einklang mit deinen Werten stehen.
- **Persönliche Transformation und Neubeginn:** Die Beantwortung dieser Fragen markiert den Beginn deiner persönlichen Metamorphose. Du kannst dich aktiv für positive Veränderungen entscheiden und den Weg zu einem erfüllten und authentischen Leben einschlagen.

Insgesamt bieten die 16 Fragen eine einzigartige Gelegenheit zur Selbsterkenntnis und zur Gestaltung einer positiven, erfüllten Zukunft. Nutze diesen Moment der Reflexion, um die Schönheit in deiner eigenen Entwicklung zu entdecken und einen bedeutungsvollen Weg zu beschreiten.

„Der Mut zur Selbsterkenntnis verrät Charakterstärke.“
Ernst Ferstl

Teste dich: Die Reise zu deinem wahren Selbst – 16 Fragen, die alles verändern

Willkommen zu einer besonderen Reise, die dich zu deinem authentischen Selbst führen wird. Diese 16 Fragen sind wie Wegweiser, die dir helfen können, positive Veränderungen in deinem Leben zu ermöglichen. Deine Offenheit und Ehrlichkeit sind dabei die Schlüssel, um das Beste aus dieser Reise herauszuholen. Nimm dir bewusst Zeit, um in deine Gedanken einzutauchen und die Fragen mit Aufmerksamkeit durchzugehen. Sie sind dafür da, dir zu zeigen, wer du wirklich bist und welches Potenzial in dir steckt. Um dir auf diesem Weg die beste Unterstützung zu bieten, sind die Fragen in drei Abschnitte unterteilt. Jeder Abschnitt bietet dir gezielte Inspirationen, die dir dabei helfen, tief in dich hineinzuhorchen und über deine Antworten nachzudenken. Diese Struktur ermöglicht es dir, deine Reise Schritt für Schritt zu gestalten und jede Erkenntnis in Ruhe zu reflektieren. Lass dich von diesen Fragen leiten, und du wirst sehen, wie sie dir helfen, bedeutungsvolle Veränderungen in deinem Leben anzustoßen. Denn die Antworten, die du findest, können der Beginn einer wunderbaren Transformation sein.
Bevor du mit den Fragen beginnst, nimm dir einen Moment, um dich zu zentrieren. Du wirst bei jeder Frage die Wahl zwischen Antwort a, b oder c haben. Wähle die Antwort, die am ehesten auf dich zutrifft, und notiere sie in der Tabelle unterhalb. Am Ende zählst du, wie oft du a, b oder c gewählt hast, und nutze diese Ergebnisse, um deine persönliche Auswertung zu lesen.

1. **Bist du offen für eine neue Identität?**
   a) Ja, ich suche aktiv nach Möglichkeiten zur persönlichen Weiterentwicklung.
   b) Möglicherweise, ich bin unsicher, ob ich mich verändern möchte.
   c) Nein, ich fühle mich wohl mit meiner aktuellen Identität.

2. **Kannst du den Mut aufbringen, einen Neuanfang zu wagen?**
   a) Ja, ich bin bereit, Risiken einzugehen und Neues auszuprobieren.
   b) Vielleicht, es hängt von den konkreten Umständen ab.
   c) Nein, ich ziehe es vor, in meiner Komfortzone zu bleiben.

3. **Wie stark ist dein inneres Warum?**
   a) Sehr stark, mein innerer Antrieb treibt mich zu großen Zielen an.
   b) Es ist vorhanden, aber ich könnte mehr Klarheit darüber haben.
   c) Nicht sehr stark, ich zweifle oft an meinen Motiven.

4. **Vertraust du wirklich auf dich selbst?**
   a) Ja, ich habe Vertrauen in meine Fähigkeiten und Entscheidungen.
   b) Manchmal, es gibt Momente der Unsicherheit, aber im Großen und Ganzen schon.
   c) Nein, ich zweifle oft an mir selbst und meinen Entscheidungen.

5. **Glaubst du an die Kraft der Veränderung?**
   a) Ja, ich bin fest davon überzeugt, dass Veränderung positive Möglichkeiten schafft.
   b) Vielleicht, ich bin skeptisch, aber offen für Überzeugungsarbeit.
   c) Nein, ich denke, Veränderung führt meist zu Problemen und Unsicherheiten.

6. **In welchem Maße möchtest du dich verändern?**
   a) Vollständig, ich bin bereit für eine tiefgreifende Veränderung.
   b) Teilweise, ich möchte mich verbessern, aber nicht radikal verändern.
   c) Wenig, ich bin zufrieden mit meinem aktuellen Selbst.

7. **Wie viel von der Vergangenheit bist du bereit loszulassen?**
   a) Alles, ich bin bereit, mich von Altlasten zu befreien.
   b) Einiges, ich möchte loslassen, aber bestimmte Dinge behalten.
   c) Nicht viel, die Vergangenheit definiert einen Teil meiner Identität.

8. **Hast du ein klares Ziel, das du unbedingt erreichen möchtest?**
   a) Ja, ich habe ein klares Ziel vor Augen und arbeite aktiv darauf hin.
   b) Vielleicht, ich denke über meine Ziele nach, aber sie sind nicht klar definiert.
   c) Nein, ich bin mir unsicher, welches Ziel ich verfolgen soll.

9. **Wie viel Prozent deiner täglichen Zeit fokussierst du auf dieses Ziel?**
   a) Über 80 %, ich setze täglich konsequent Zeit für mein Ziel ein.
   b) Zwischen 50 % und 80 %, ich bemühe mich, Zeit zu investieren, aber nicht immer konsequent.
   c) Weniger als 50 %, meine Zeit ist auf verschiedene Dinge verteilt.

10. **Wo sind deine Gedanken in den nächsten 24 Stunden?**
   a) Positiv und lösungsorientiert, ich plane für Erfolg und positive Entwicklungen.
   b) Gemischt, ich denke an verschiedene Dinge, sowohl positive als auch negative.
   c) Negativ oder unsicher, ich mache mir Sorgen oder denke über Probleme nach.

11. **Wie eingeengt fühlst du dich in Prozenten?**
   a) Wenig eingeengt, ich fühle mich ziemlich frei in meinen Entscheidungen.
   b) Teilweise eingeengt, bestimmte Einschränkungen belasten mich.
   c) Sehr eingeengt, ich habe das Gefühl, stark eingeschränkt zu sein.

12. **Inwiefern richtest du deinen Fokus auf das Neue?**
   a) Vollständig, ich bin offen für neue Möglichkeiten und lege meinen Fokus auf das Neue.
   b) Teilweise, ich betrachte das Neue, aber halte auch an Vertrautem, Bekanntem fest.
   c) Gar nicht, ich bevorzuge das Vertraute und bin nicht offen für Neues.

13. Zu wie viel Prozent planst du die nächsten Schritte zu deinem Ziel?

a) Über 80 %, ich plane detailliert und strukturiert meinen Weg.

b) Zwischen 50 % und 80 %, ich plane, aber lasse Raum für Flexibilität.

c) Weniger als 50 %, ich neige dazu, spontan zu handeln, ohne genaue Planung.

14. Strebst du danach, es allen recht zu machen?

a) Nein, ich achte darauf, meinen eigenen Werten treu zu bleiben.

b) Manchmal – ich versuche, einen Kompromiss zwischen meinen Werten und den Erwartungen anderer zu finden.

c) Ja, es ist mir wichtig, die Zustimmung und Anerkennung anderer zu erhalten.

15. „Wie innen, so außen" – was bedeutet das für dich?

a) Es bedeutet für mich, dass meine Gedanken meine äußere Realität beeinflussen.

b) Es ist für mich nicht klar, wie meine inneren Überzeugungen meine äußere Realität beeinflussen.

c) Ich glaube nicht, dass es eine direkte Verbindung zwischen meinen Gedanken und meiner Realität gibt.

16. Womit identifizierst du dich?

a) Mit positiven Werten und Eigenschaften, die meine beste Version repräsentieren.

b) Mit verschiedenen Aspekten, sowohl positiven als auch negativen Teilen meiner Persönlichkeit.

c) Hauptsächlich mit negativen Eigenschaften und Gefühlen, die mich einschränken.

„Der unreflektierte Mensch wiederholt seine Fehler, während der reflektierte Mensch aus ihnen lernt"
Unbekannt

„Selbstreflexion ist der Weg zur Selbsterkenntnis und zur inneren Freiheit."
Unbekannt

Trage nun auf dieser Tabelle deine Antworten ein:

Frage	Antwort a	Antwort b	Antwort c
1			
2			
3			
4			
5			
6			
7			
8			
9			
10			
11			
12			
13			
14			
15			
16			

Welcher Buchstabe hat die höchste Zahl?

Wenn der Buchstabe a) überwiegt:
Du bist offen für Veränderungen und hast ein starkes inneres Warum. Du bist bereit, Risiken einzugehen und die Vergangenheit loszulassen, um dich weiterzuentwickeln. Du hast ein hohes Maß an Selbstvertrauen und richtest deinen Fokus konsequent auf deine Ziele. Du siehst in Veränderungen positive Möglichkeiten und strebst nach einer klaren, bewussten Entfaltung deiner besten Version.

Wenn der Buchstabe b) überwiegt:
Du bist auf dem Weg zur Veränderung, aber manchmal noch unsicher. Du hast Ambitionen und Ziele, zögerst jedoch manchmal, größere Schritte zu wagen. Du versuchst, einen Mittelweg zu finden, sowohl zwischen deiner aktuellen Komfortzone und neuen Herausforderungen als auch zwischen deinen eigenen Werten und den Erwartungen anderer. Du möchtest dich verbessern, aber es fehlt manchmal an Klarheit und Entschlossenheit.

Wenn der Buchstabe c) überwiegt:
Du bist derzeit eher zurückhaltend gegenüber Veränderungen und neuen Herausforderungen. Du fühlst dich in deiner aktuellen Identität sicher und hast Schwierigkeiten, dich von der Vergangenheit zu lösen. Vielleicht zweifelst du oft an dir selbst und neigst dazu, dich auf negative Gedanken und Gefühle zu fokussieren. Das könnte dich daran hindern, dein volles Potenzial zu entfalten. Dein Fokus liegt mehr auf dem Vertrauten deiner Komfortzone und der Beibehaltung des Status quo. Diese Auswertung soll dir helfen, ein besseres Verständnis für deine aktuelle Denkweise und deinen Umgang mit Veränderungen zu gewinnen.

Ein Applaus für deine Selbstreflexion!
Mit deinen Antworten hast du nicht nur Worte auf Papier gebracht, sondern auch den Grundstein für persönliches Wachstum und positive Veränderungen gelegt. Du kannst stolz auf dich sein!

Erkenntnisfrage: Womit oder mit wem identifizierst du dich wirklich?

Stell dir vor, du wärst eine Raupe, die sicher und vertraut auf ihrem Blatt frisst, an die Erde gebunden, verstrickt im Kreislauf von Bedürfnissen und Abhängigkeiten. Doch tief in dir schlummert ein Schmetterling – ein Symbol für Freiheit, Unabhängigkeit und wahre Freude, bereit, sich in die Lüfte zu erheben und in Leichtigkeit und Glück zu fliegen.
In deinem Alltag versuchst du vielleicht oft, Lücken in deinem Leben durch äußere Dinge zu füllen – materielle Besitztümer, berufliche Erfolge, Beziehungen. Doch diese

Dinge verblassen schnell, und das Streben nach mehr wird zu einem endlosen Spiel. Dieses Streben kann dich in einen Zustand der Unzufriedenheit und Abhängigkeit führen, indem du dich auf das Äußere konzentrierst und dabei die wahre Essenz deines Seins übersiehst.
Wenn du sagst: „Ich habe eine Seele", dann steckt darin oft der Gedanke: „Ich bin mein Körper." Doch was, wenn du erkennst, dass du viel mehr bist? Was, wenn du dich als spirituelles Wesen begreifst, das in dir steckt – frei von den Fesseln des rein Materiellen? In diesem Moment öffnet sich dir eine neue, weite Perspektive, die dich über die Einengungen des Alltags hinausführt.
Der Schlüssel, um diesen Kreislauf zu durchbrechen und wahre Erfüllung zu finden, liegt in der Entwicklung deiner inneren Werte und in der Verbindung zu dem, was spirituell in dir lebt. Du hast die Macht, diesen Weg zu wählen und damit eine tiefere, beständige Freude zu finden, die nicht von äußeren Umständen abhängig ist. Lass uns nun gemeinsam einer Geschichte zuhören, die dir zeigt, wo wahre Weisheit liegt und dich dazu inspiriert, den Weg der inneren Erfüllung zu gehen. Diese Geschichte könnte das Tor sein, das dich zu deinem inneren Schmetterling führt.

Eine Geschichte aus Indien vom Bettler & dem König

Die wundersame Bettelschale

Es war ein strahlender Morgen, als der König, in seinen prächtigen Gewändern, einen Spaziergang auf seinem weitläufigen, wunderschönen Landgut unternahm. Die Vögel sangen, und die Luft war erfüllt vom Duft blühender Blumen. Da trat plötzlich ein einfacher Bettler vor ihn und neigte respektvoll sein Haupt.
„Was begehrst du?", fragte der König mit seiner erhabenen, hoheitsvollen Stimme. Doch anstatt einer sofortigen Antwort zu erhalten, erhob der Bettler seinen Blick und sprach ruhig: „Bevor du fragst, überlege es dir gut." Der König, der an Macht und Reichtum gewöhnt war, war überrascht von der kühnen Bemerkung dieses Mannes, der nichts weiter als zerlumpte Kleidung trug. „Überlege es dir gut, denn es könnte sein, dass du meinen Wunsch nicht erfüllen kannst."

Der König lachte leise, belustigt von der Arroganz dieses Bettlers. „Keine Sorge, das ist meine Sache. Begehre, was du willst, und es wird geschehen“, antwortete der König mit einem Hauch von Stolz in seiner Stimme.
Der Bettler hielt ihm daraufhin eine schlichte, abgenutzte Schale entgegen. „Siehst du diese Bettelschale? Ich möchte, dass sie gefüllt wird. Es spielt keine Rolle, womit, die einzige Bedingung ist, dass sie voll ist. Aber ich warne dich, König, du riskierst viel.“
Wieder lachte der König, diesmal lauter. „Eine Bettelschale füllen? Wie einfach! Du wirst bald sehen, mit wem du es zu tun hast.“ Er rief seinen Großwesir und befahl ihm, die Schale mit den kostbarsten Diamanten des Reiches zu füllen, damit der Bettler seine Lektion lernte.
Doch kaum hatten die funkelnden Edelsteine die Schale berührt, als sie im selben Augenblick verschwanden. Die Nachricht verbreitete sich wie ein Lauffeuer in der Stadt, und die Menschen strömten herbei, um das unglaubliche Schauspiel zu sehen. Edelstein um Edelstein, Gold und Silber – alles verschwand, als es die Schale berührte. Doch bereits am Abend war alles verschwunden. Nur zwei Bettler blieben übrig: Einer von ihnen war einmal König gewesen.
Verzweifelt befahl der König: „Bringt alles her, was wir haben! Mein ganzes Reich, mein guter Ruf stehen auf dem Spiel!“ Doch am Ende des Tages, als die Sonne sich blutrot am Horizont senkte, war alles weg. Der König stand da, erschöpft und besiegt, mit nichts in seinen Händen außer der leeren Schale.
„Sag mir das Geheimnis deiner Bettelschale“, bat der König, während er auf die Knie sank, „bevor ich mich bei dir entschuldige, dass ich deine Warnungen in den Wind geschlagen habe.“
Der Bettler, der zuvor so ernst gewesen war, brach nun in ein freundliches Lachen aus. „Es gibt kein Geheimnis, mein König“, sagte er. „Diese Schale ist aus dem menschlichen Ego gemacht und der unstillbaren Gier, die in jedem Herzen wohnt. Nichts kann sie jemals füllen, nichts kann sie zufriedenstellen. Wenn ein Wunsch erfüllt ist, kommt gleich der nächste, und alles verschwindet in dieser endlosen Leere.“
Mit einem milden Lächeln fügte er hinzu: „Ich habe sie poliert, damit sie wie eine einfache Schale aussieht, doch sie ist nichts anderes als die Schädelschale eines Menschen. Egal, wie viel du hineingibst, die endlose Gier deiner Gedanken, deiner Wünsche und Begierden wird es immer wieder verschlingen. Denn es ist diese Gier, die niemals gestillt werden kann.“

Dies ist eine der überlieferten Weisheitsgeschichten aus Indien, die früher nur mündlich weitergegeben wurden und zum geistigen Kulturgut der spirituellen Lehrer Indiens gehören.
Diese Weisheitsgeschichte ist sehr bedeutungsvoll und betrifft uns alle.
Hattest du jemals den Mut, in deine eigene Bettelschale zu blicken?
Siehst du, wie alles dahinschwindet – die Macht, das Prestige, der Ruf, der Reichtum, das Wissen? Alles verblasst, doch die Bettelschale öffnet beharrlich ihren Schlund und verlangt nach mehr.
In dieser endlosen Gier verlierst du den Blick für das Wesentliche, wirst abgelenkt vom gegenwärtigen Augenblick, vom wahren Leben. Die Mehrheit der Menschen eilt dem Schatten nach, klammert sich an ihre Bettelschalen und nimmt sie mit ins Grab. Doch es gibt eine kleine Minderheit, die einen anderen Weg wählt, einen Weg, der die Fesseln der Gier löst. Auch du gehörst dazu, denn du gehst den Weg der Selbstverwirklichung in die Freiheit.
In dem Moment des Loslassens findest du plötzlich alles in dir selbst. Du wirst nicht mehr von dem Verlangen nach Mehr beherrscht, sondern schöpfst aus deiner inneren Fülle. Halte inne, hör auf zu rennen, und in diesem friedlichen Stillstand offenbart sich das wahre Leben – gelebt aus einem Herzen, das nicht von Gier, sondern von innerem Reichtum erfüllt ist.

- Wie gefällt dir diese Geschichte?
- Was ist die Essenz davon?
- Erzählst du sie weiter? Über den wahren Reichtum?

***

Das Menschsein im Weltgeschehen: Eine Reflexion über den aktuellen Zustand

Inmitten der gegenwärtigen Herausforderungen unserer Welt, sei es in Form von globalen Konflikten oder innerfamiliären Spannungen, wird oft klar: Wie es im Inneren aussieht, so manifestiert es sich im Äußeren. Ein negativer Verlauf des menschlichen Bewusstseins trägt nicht nur zu zwischenmenschlichen Konflikten bei, sondern kann auch zu weitreichenden gesellschaftlichen Problemen und sogar zu kriegerischen Handlungen führen. Doch hier eröffnet sich auch eine transformative Chance. Wenn wir bereit sind, uns selbst zu reflektieren und die Motivatoren für unsere persönliche Veränderung zu erkennen, tragen wir aktiv dazu bei, eine positive Veränderung in der Welt herbeizuführen.

Schau in dich hinein und entdecke, was dich dazu motiviert, dich zu verändern. Vielleicht ist es der Wunsch nach innerem Frieden, die Sehnsucht nach harmonischeren Beziehungen, das Erreichen deines höchsten Potenzials oder der Traum von einer gerechteren Welt für uns und unsere Nachkommen. Indem du diese persönlichen Motivatoren identifizierst, entfachst du den Funken, der nicht nur dein eigenes Leben erhellt, sondern auch als Licht in der Dunkelheit der Welt dienen kann.
Denke daran, dass Umweltverschmutzung keine Laune der Natur ist, sondern das Ergebnis menschlichen Einflusses auf die Umwelt. Die Wissenschaft bestätigt dies eindeutig. Dies unterstreicht die Verbindung zwischen unserem individuellen Handeln und dem Zustand unserer Welt.

Du bist nicht machtlos – im Gegenteil: Du bist Gestalter des Wandels.
Deine persönlichen Motivatoren sind der Antrieb, um nicht nur deine eigene Realität zu gestalten, sondern auch einen positiven Beitrag zur Welt zu leisten. Lass diesen Funken der Veränderung zu einer lodernden Flamme werden, die nicht nur dein Leben, sondern auch das Leben aller um dich herum erhellt. Du bist die Quelle der Inspiration, die die Welt braucht.

Lösungsansatz: Die Lösung liegt in dir. Sie besteht darin, eine persönliche Transformation zu erleben, die dich zu einem bewussteren und verantwortungsbewussteren Menschen macht. Diese Veränderung ermöglicht es dir, einen bedeutenden Beitrag zur Welt zu leisten.

Umkehrschluss: Durch deine persönliche Erneuerung, begleitet von vielen anderen, kannst du zu einer Ebene von Frieden, Stärke, Liebe und Freude aufsteigen. In diesem Zustand trägst du dazu bei, die Grundlagen für die Erneuerung der Welt zu schaffen.

Schmetterlinge sterben leise!

**Was können wir für Schmetterlinge tun?
Einen Zufluchtsort und ein Zuhause schaffen.**

Der einst beliebte Sommerflieder bleibt zunehmend verwaist. Wo einst eine Vielzahl bunter Falter um die lila Blüten tanzte, sind Schmetterlinge heute in vielen Gärten eine seltene Erscheinung. Experten warnen: Zwei Drittel, der Tag- und die Hälfte der Nachtfalterarten in Europa sind gefährdet.
LIO meint dazu: „Die Blüten vermissen ihre tanzenden Freunde, und auch ich sehne mich nach meiner flatternden Gemeinschaft. Es ist, als ob die Farben des Sommers verblassen, und ich hoffe, dass die Menschen erkennen, wie wichtig es ist, unsere Lebensräume zu schützen, damit wir Schmetterlinge wieder in voller Pracht erleben können.“

Bedrohung durch industrielle Landwirtschaft
Der Verlust von Lebensräumen durch intensive Land- und Forstwirtschaft stellt das größte Problem dar. Monokulturen und Pestizide setzen den Insekten stark zu. Das Fehlen blühender Ackerrandstreifen verschärft die Situation, da diese den Tieren wichtige Lebensräume bieten. Überdüngung fördert das Wachstum von Gräsern, während überlebenswichtige Futterpflanzen für Raupen und Falter knapp werden.

Alarmierende Geschwindigkeit des Schmetterlingssterbens: Heimische Schmetterlinge wie der Zitronenfalter und das große Ochsenauge sind vom Aussterben bedroht. In den letzten zwei Jahrzehnten ist die Schmetterlingspopulation in Europa um mehr als die Hälfte gesunken. Das rasante Tempo des Schmetterlingssterbens erfordert dringende Maßnahmen, um eine massive Aussterbewelle zu verhindern.
LIO meldet sich besorgt: „Ich erinnere mich an lebhafte gemeinsame Frühlingsflüge, doch jetzt ist es schwer, heimische Schmetterlinge zu treffen. Lasst uns gemeinsam dafür sorgen, dass Schmetterlinge nicht nur in unseren Erinnerungen flattern, sondern auch in unserer Welt lebendig bleiben.“

Pestizide und die Forderung nach klaren Maßnahmen

Pestizide, vor allem Glyphosat, bedrohen nicht nur Schmetterlingsbestände, sondern auch die biologische Vielfalt und möglicherweise die Gesundheit des Menschen. Naturschützer fordern eine klare Haltung der EU-Kommission gegen den Einsatz von Pestiziden. Die Bedrohung durch Pestizide, intensive Landwirtschaft und Urbanisierung gefährdet zahlreiche Tierarten, darunter auch Schmetterlinge. Die europäische Umweltbehörde warnt vor dem möglichen Aussterben von Wiesen Schmetterlingen in den nächsten 50 Jahren. Es liegt an uns, die Flügel der Natur zu schützen und das leise Sterben der Schmetterlinge zu stoppen.

Was können wir für Schmetterlinge tun? Einen Zufluchtsort und ein Zuhause schaffen

Willst du deinen Garten zu einem magischen Ort für Schmetterlinge machen? Dann pflanze blühende Kräuter und Pflanzen! Schmetterlinge sind verrückt nach Nektar und werden von bestimmten Blüten magisch angezogen.

Hier sind einige ihrer Favoriten:

- **Borretsch** (Borago officinalis): Die blauen Blüten des Borretschs ziehen Schmetterlinge an und bieten eine reichhaltige Nahrungsquelle.
- **Thymian** (Thymus spp.): Thymian ist eine duftende Kräuterpflanze, die Schmetterlinge mit ihren Blüten anzieht.
- **Oregano** (Origanum vulgare): Die kleinen Blüten des Oregano sind bei Schmetterlingen beliebt, insbesondere bei Schwalbenschwänzen.
- **Lavendel** (Lavandula spp.): Lavendel ist nicht nur für seinen Duft bekannt, sondern auch für seine anziehenden lila Blüten, die Schmetterlinge anlocken.
- **Petersilie** (Petroselinum crispum): Die Blüten der Petersilie sind eine Nahrungsquelle für viele Arten von Schmetterlingen.
- **Fenchel** (Foeniculum vulgare): Fenchel zieht Schmetterlinge an, insbesondere den Schwalbenschwanzschmetterling.
- **Dill** (Anethum graveolens): Die zarten Blüten des Dills sind bei Schmetterlingen beliebt, und der Schwarzkümmelschwärmer ist eine der Arten, die ihn häufig besucht.

- **Schmetterlingsflieder** (Buddleja spp.): Dieser Strauch trägt seinen Namen nicht umsonst. Der Schmetterlingsflieder ist eine der besten Pflanzen, um Schmetterlinge in den Garten zu locken.
- **Phlox** (Phlox spp.): Die bunten Blüten des Phlox sind bei Schmetterlingen sehr beliebt.
- **Salbei** (Salvia spp.): Salbei hat auffällige Blüten, die Schmetterlinge anziehen, insbesondere verschiedene Fritillarien-Arten.
- **Zitronenmelisse** (Melissa officinalis): Die Zitronenmelisse zieht Schmetterlinge mit ihrem zitronigen Duft und ihren Blüten an.
- **Königskerze** (Verbascum spp.): Diese hohe Pflanze mit ihren großen Blütenständen ist für viele Schmetterlingsarten attraktiv.

Die Anpflanzung dieser Kräuter und Pflanzen in deinem Garten oder auf deinem Balkon kann dazu beitragen, Schmetterlinge anzulocken und ihre Lebensräume zu unterstützen. Es ist wichtig, auf Pestizide zu verzichten, um die Gesundheit der Schmetterlinge zu schützen, und sicherzustellen, dass sie ausreichend Nektar und Lebensraum finden. Was du noch tun kannst: Lege eine Schmetterlingswiese an!

Wie stelle ich eine Schmetterlingswiese her?

Eine Schmetterlingswiese anzulegen, erfordert ein paar einfache Schritte, um ein blühendes Paradies für Schmetterlinge und andere kleine Lebewesen zu schaffen. Hier sind einige Ratschläge, die dir dabei helfen:
Die Blumenwiese bildet das Herzstück eines jeden naturnahen Gartens. Hier gedeihen Blumen und Wildpflanzen in ihrer vollen Pracht. Die Wiese bietet Lebensraum für zahlreiche Schmetterlingsarten und andere Kleintiere. Sie finden hier Verstecke, Unterschlupf und Nahrung.
Die Anwesenheit von Insekten als Nahrungsquelle zieht auch Vögel an, die das ökologische Gleichgewicht in deinem Garten unterstützen. Eine bunte Blumenwiese bietet nicht nur eine Augenweide, sondern auch eine reiche biologische Vielfalt. Eine Blumenwiese bietet Farbenpracht und biologische Vielfalt.

Blumen pflanzen!

Am besten einheimische Blumen und Kräuter, Wildblumen, denn deren Nektar schmeckt Schmetterlingen besonders gut. Aber auch Nektar von Gartenpflanzen wie Astern, Lavendel und Flieder stehen auf dem Speiseplan vieler Falter. Einen guten Überblick gibt die Seite: www.floraweb.de.

Im Kräuterbeet können die Blüten von Kapuzinerkresse, Lavendel, Majoran, Melisse, Salbei, Thymian und Ysop sie locken. Je nach Art fliegen sie unter anderem auch auf Astern, Blaukissen, Distel, Dost, Fetthenne, Heide, Hornklee, Königskerze, Margerite, Nachtkerze, Natternkopf, Phlox, Rotklee, Seifenkraut, Wiesensalbei und Weißer Klee.

Balkon herrichten!

Balkone sind ein toller Rastplatz für Schmetterlinge. In Blumentöpfen oder -kästen mögen die Falter fast alles, was duftet. Nur einige Blumenarten wie Geranien geben zu wenig Nektar. Lasst stattdessen lieber verschiedene Küchenkräuter setzen, wie Oregano und Thymian.

Auch eine bunte Wildblumenmischung auf dem Balkon oder Fensterbrett bietet den Schmetterlingen wertvollen Nektar. Weitere wertvolle Tipps:

www.geo.de/geolino/natur-und-umwelt/

Der Garten!

1. **Garten verwildern lassen!**

Es ist gut, wenn zumindest eine Ecke des Gartens verwildert. Gerade „Unkraut“ wie Brennnesseln, Wegerich oder Klee haben Raupen zum Fressen gern.

2. **Bodenbeschaffenheit:**

Für das Pflanzen von Wildkräutern ist ein gut durchlässiger Boden wichtig, der Feuchtigkeit speichern, aber auch überschüssiges Wasser abfließen lassen kann. Sand allein könnte den Boden zu stark entwässern und die Nährstoffe könnten schnell ausgewaschen werden. Es ist daher ratsam, den Sand mit anderen Bodenverbesserungsmitteln wie Kompost zu mischen, um eine ausgewogene Bodenstruktur zu schaffen. Dies fördert das Wachstum von Wildkräutern, indem es ihnen die notwendigen Nährstoffe und Feuchtigkeit bietet.

3. **Auswahl der Samen:**

Besorge dir Wildblumensamen und Wildkräuter, am besten aus heimischen Quellen. Diese säst du auf unberührten Flächen oder magerem, unkrautfreiem (Sand-) Boden aus. Heimisches Saatgut fördert die Anpassungsfähigkeit der Pflanzen an die örtlichen Bedingungen.

4. **Richtige Futterpflanzen sind wichtig:**
Sowohl für die Raupen als auch für die Schmetterlinge. Auch für die Eiablage spielen die passenden Pflanzen eine große Rolle. Neben Sommerflieder mögen die Tiere unter anderem Disteln, Brennnesseln, Klee sowie Brombeer- und Himbeersträucher. Auch eine bunte Vielfalt verschiedener Wildblumen bietet reichlich Nahrung.

5. **Vielfältige Nahrungsquellen für Schmetterlinge:**
Berücksichtige bei der Auswahl der Pflanzen auch die Nahrungsvorlieben der Schmetterlinge. Nahrungspflanzen wie Disteln, Dost (wilder Majoran), Lavendel, Salbei, Oregano und Thymian können Schmetterlinge anlocken.

6. **Brennnesseln für Schmetterlingsraupen:**
Die große Brennnessel ist eine wichtige Nahrungsquelle für Schmetterlingsraupen. Du solltest diese Pflanze in deinem Garten dulden, um die Lebensgrundlage für bestimmte Schmetterlingsarten zu erhalten.

7. **Winterquartiere schaffen:**
Schaffe Winterquartiere für die Schmetterlinge, die nicht in wärmere Gebiete ziehen, indem du ihnen trockene und geschützte Plätze anbietest. Experten empfehlen, den Garten im Herbst nicht zu gut aufzuräumen: Vertrocknete Blütenstände und Gräser oder luftig aufgeschichtete Laub- und Reisighaufen, Holzstapel oder Nistkästen sind wunderbare Verstecke, die die Schmetterlinge vor Kälte schützen und ihnen so helfen, den Winter zu überstehen.

8. **Rasen länger wachsen lassen:**
Wer ständig alle Flächen gleichzeitig mäht, läuft Gefahr, auf einen Schlag den ganzen Lebensraum von Faltern und Raupen zu zerstören. Schädlingsbekämpfungsmittel solltest du im Garten nicht verwenden. Auch Blumenerde mit Torfanteil sollte tabu sein, da bei der Torfherstellung wertvolle Moore zerstört werden, in denen viele Schmetterlinge und andere Tiere und Pflanzen zu Hause sind.

9. **Richtige Mäh-Höhe:**
Mähe die Blumenwiese zweimal im Jahr (Ende Juli und Ende Oktober) mit einer Sense oder Motorsense auf etwa 10 cm Schnitthöhe. Rasenmäher sollten vermieden werden, da sie die Pflanzen zu stark kürzen.

10. **Natürlicher Samenausfall:**
Lasse das gemähte Gras einige Tage liegen, um den Samenausfall zu fördern. Dadurch können sich neue Pflanzen ausbreiten, und die Blumenwiese wird sich von Jahr zu Jahr weiterentwickeln.

11. **Vermeide den Einsatz von:**
Pestiziden und Herbiziden, die die Schmetterlinge und ihre Raupen schädigen können. Eine gesunde Schmetterlingswiese entsteht durch natürliche Prozesse und bedarf keiner chemischen Unterstützung.

12. **Geduld ist gefragt:**
Eine blühende Blumenwiese entfaltet ihre volle Pracht nicht bereits im nächsten Sommer. Geduld ist erforderlich, da sich die Pflanzen über die Zeit etablieren und entwickeln werden.

13. **Schonender Umgang mit der Wiese:**
Betritt die Wiese so wenig wie möglich, da niedergetretene Pflanzen nur langsam regenerieren. Falls nötig, kannst du Pfade mit einem Mäher freihalten, um die Wiese zu schonen.

14. **Lasse Schmetterlinge in Ruhe:**
Schmetterlinge, die sich in dein Haus verirrt haben, brauchen Ruhe. Versuche sie nicht zu fangen. Öffne stattdessen die Fenster oder benutze ggf. einen weichen Kescher, um sie vorsichtig nach draußen zu bringen.

15. **Sprich darüber!**
Sprich mit so vielen Menschen als möglich über den Schutz der Schmetterling, motiviere sie dazu diesen Regeln zu folgen. Sprich deine Freunde und Bekannten darauf an, ob sie dir dabei helfen Schmetterlingswiesen oder am Feldrand Sonnenhut, Ysop, Lavendel, Thymian, Oregano, Salbei und Bohnenkraut zu pflanzen. Was wir Menschen zum Würzen nutzen, lieben auch viele Falter.

16. **Versuche ein Stück Land zu bekommen:**
Suche dir Gleichgesinnte und sucht nach einem Stück Land, auf dem ihr dann eine Schmetterlingswiese anlegen könnt. Fragt bei der Stadtgärtnerei nach, ob ihr ein Stück Land dafür bekommen könnt. Das ist anderen schon gelungen, und zwar

kostenlos. Dann streut ihr eine Schmetterlings-Saatmischung aus, und ein paar Wochen später ist die Schmetterlingswiese fertig! In der Stadt gibt es keinen Platz und keine Nahrung für Schmetterlinge, denn alles ist zugeteert.
Werde zu*r Naturschützer*in! Wo ein Wille, da ein Weg!

17. **Schaffe Gemeinschaft!**
Bilde eine Gruppe, denn es bedarf der Pflege eine Schmetterlingswiese herzustellen und sie zu erhalten. In einer Gruppe ist es viel lustiger, gemeinsam an so einem schönen Projekt mitzuhelfen, der gegenseitige Austausch ist wichtig und ihr inspiriert und helft euch auch gegenseitig.

Tausende Schmetterlinge danken dir dafür, dass sie durch dich überleben!

Durch die Umsetzung dieser Tipps kannst du eine lebendige und natürliche Schmetterlingswiese schaffen, die nicht nur ihre Umgebung verschönert, sondern auch einen wertvollen Beitrag zum Schutz der Biodiversität leistet.

Das Schmetterlings-BUFFET!

(Für alle, die keinen Garten haben)

Schmetterlinge haben nicht nur eine Vorliebe für Blumen und Pflanzen, sondern schätzen auch Süßes und Fruchtiges als Nahrungsquelle. Diese Art der Ernährung kannst du ihnen mühelos anbieten.

1. **Wahl des Unterlegers:** Finde einen geeigneten Untergrund, wie bspw. einen Papierteller, Topfuntersetzer oder Vergleichbares.
2. **Anbringen von Aufhängungen:** Statte den Untergrund mit 4 seitlichen Löchern aus, um ihn später aufhängen zu können.
3. **Stabile Befestigung:** Nutze strapazierfähiges Material wie Draht, um den Untergrund mithilfe der Löcher an einem Baum, Balken oder anderem Element zu befestigen.
4. **Zubereitung des Buffets:** Stelle verschiedene verdünnte Mixturen aus Zucker, Sirup, Obst oder Honig zusammen und bestreiche den Untergrund damit.
5. **Fertigstellung:** Dein schmetterlingsfreundliches Buffet ist nun einsatzbereit!

6. **Tipp:** Hänge das Buffet idealerweise in der Nähe von Pflanzen auf, die normalerweise von Schmetterlingen besucht werden. Dadurch wird die neue Nahrungsquelle schneller entdeckt.

Nun bleibt nur noch zu sagen:

Viel Vergnügen beim Beobachten der faszinierenden Schmetterlinge!

Frieden im Hier und Jetzt

Unsere gemeinsame Reise durch die Welt der Schmetterlinge endet nun langsam. Die letzten Schritte führen uns in die Magie eines abendlichen Moments in der Natur. Es ist die Geschichte der Schönheit und des Zaubers der Natur und zeigt, wie sie unsere Seele nährt und uns mit tiefem Frieden erfüllt. Lass uns gemeinsam eintauchen in den abendlichen Zauber von Mutter Erde.

PRAXISTIPP – ERLEBE DEN ABENDLICHEN ZAUBER DER NATUR

Stelle dir nun vor, du sitzt auf deinem Balkon oder Garten und genießt diese wunderbare Zeit der Entspannung inmitten deiner Blumen und Pflanzenwelt. Es ist bereits Abend und du siehst, wie die Sonne ihre Strahlen ein letztes Mal durch die Blätter der nahen Bäume zu dir schickt, was dein Herz mit sanfter Freude erfüllt. Eine sanfte Brise streift dir übers Gesicht und der betörende Duft von Jasmin strömt durch deine Nase und breitet sich in deinem ganzen Körper aus. Du nimmst die zauberhafte Welt um dich herum bewusst wahr und ein Freudenschauer durchströmt deinen Körper – welch ein Wunder des Lebens!

Du fühlst dich glücklich und entspannt und schwingst dich ein in diesen Zaubertanz des abendlichen Reigens um dich herum. Deine Augen sind halb geschlossen, als du plötzlich einen wunderschönen Schmetterling auf dem Oregano-Strauch siehst, wie er eben in die Blüte eintaucht, um ihren Nektar aufzunehmen. So nah hast du noch nie einen Schmetterling beobachtet. Welch zauberhaftes Geschöpf er doch ist! Du wartest, bis er sich sattgegessen hat und davongeflattert ist.

Dann beugst du dich zum Oregano und pflückst ein Blatt von ihm und steckst es in den Mund, um dich an seinem würzigen Geschmack zu erfreuen. Plötzlich hörst du das zarte Zwitschern der Meisen, die am nahegelegenen Kirschbaum ihren Abendgesang anstimmen. Ein Buntspecht hämmert an einem Baum in der Nähe im Takt, was der Stimmung eine außergewöhnliche Note verleiht. Die Sonne beginnt sich eben in Orange und Rottönen zu verfärben und läutet den Sonnenuntergang ein. Stille herrscht jetzt, eine sanfte Ruhe schwingt im weiten Feld. Du fühlst dich selig beschwingt und schließt entspannt deine Augen, um dich ganz deinem wohligen Gefühl in deinem Herzen hinzugeben.

So oder so ähnlich wünsche ich dir, dass du die Natur erlebst und genießt! Lass die Schönheit der Natur dein Herz berühren, speichere diese magischen Momente in deiner Seele und wiederhole sie, um im Schoß von Mutter Erde heil und ganz zu werden.

„Die Natur ist deine Seeelennahrung."
Sadhvi Shanti

Liebe* Leser*in,
da mein Name „Shanti" ist, was in Sanskrit so viel wie „Frieden" bedeutet, möchte ich dir zum Schluss unseres gemeinsamen Schmetterling-Fluges ein paar motivierende Worte zum Thema Frieden mit auf den Weg geben.
Der Frieden, den wir in der Natur finden, kann auch in unseren Herzen und in unserem Alltag verankert werden. Wie die Schmetterlinge, die durch ihre Leichtigkeit und Anmut die Welt bereichern, können auch wir durch kleine Gesten des Friedens und der Liebe einen positiven Unterschied machen. Möge die Magie der Schmetterlinge dich daran erinnern, dass wahre Veränderung im Inneren beginnt und sich nach außen ausbreitet. In jeder Herausforderung liegt die Chance, inneren Frieden zu finden und zu wachsen.
Am Ende dieses Buches möchte ich dir eine tiefgreifende Weisheit mit auf den Weg geben. **Hast du dich jemals gefragt, warum du dich in der Natur so wohl fühlst? Ich verrate dir ihr Geheimnis:** In der Natur hat alles seinen Platz und seine Richtigkeit. **Sie urteilt nicht**, sondern folgt ihren eigenen, unveränderlichen Gesetzen. Alles wird akzeptiert und findet seinen Weg in einem harmonischen Gleichgewicht. Mutter Natur nimmt jedes Lebewesen an, unabhängig von Größe, Form oder Farbe. Sie erkennt in allem Lebendigen den Funken des vollkommenen Seins. Deshalb fühlst du dich in ihrer Gegenwart so geborgen und geliebt – es sind die grundlegendsten Bedürfnisse deines menschlichen Herzens, die hier erfüllt werden. Doch die Akzeptanz und Liebe der Natur gehen noch tiefer.

Du bist Teil eines ewigen Seins, untrennbar verbunden mit der universellen Energie, die alles durchdringt. Wenn du erkennst, dass diese tiefe Verbundenheit der Kern unseres Daseins ist, wirst du wahren Frieden in dir spüren. Möge dieses Bewusstsein dich auf deinem Lebensweg begleiten und dich stets an die Einheit erinnern, die uns alle miteinander verbindet.

Stell dir nun vor, wie jeder von uns einen eigenen kleinen Beitrag zu einer Welt des Friedens leistet. Unabhängig davon, wer wir sind oder woher wir kommen, erkennen wir, dass unsere Vielfalt die Grundlage für Harmonie und Verbundenheit schafft. Lass uns gemeinsam die Welt mit Frieden erfüllen. Deine Schmetterlingsflügel können kraftvolle Winde des Wandels entfalten.

„Zweifle niemals daran, dass eine kleine Gruppe engagierter Bürger die Welt verändern kann; tatsächlich ist es das Einzige, was je etwas verändert hat."
Margaret Mead

In der Einigkeit liegt unsere Kraft. Frieden entsteht, wenn wir jedem Menschen mit Respekt, Toleranz und Wertschätzung begegnen. Es ist beruhigend zu wissen, dass wir alle Teil einer großen Menschheitsfamilie sind. Als Teil dieser Familie können wir lernen, einander in Liebe und Respekt zu begegnen. Gemeinsam haben wir die Möglichkeit, unsere Welt zu einem besseren Ort zu machen. Jeder von uns ist einzigartig, verbunden durch das unsichtbare Band der Zugehörigkeit – ein Kunstwerk der Natur, ein Ausdruck der Vielfalt des Lebens.

Wenn wir darüber nachdenken, wer wir wirklich sind, stoßen wir auf den Begriff Homo sapiens. Homo sapiens, das ist die lateinische Bezeichnung für uns Menschen. Doch dieser Name geht tiefer als nur eine wissenschaftliche Einordnung. „Homo" bedeutet Mensch und „sapiens" der Weise.

Diese Bezeichnung erinnert uns daran, die Weisheit in uns zu entdecken und zu entfalten, um verantwortungsvoll das Beste für uns selbst, alle Lebewesen und unsere Mutter Erde zu bewirken.

Lass uns diese Erkenntnis nicht nur als Wissen horten, sondern als lebendiges Gefühl im Herzen wachsen lassen. Gemeinsam, als Menschheitsfamilie, können wir die Welt mit liebevoller, tiefer Verbundenheit bereichern. Denn in der Einheit der Herzen liegt der wahre Weg zum Paradies auf Erden.

Inmitten des hektischen Lebens, in dem die Zeit oft wie Sand durch deine Finger gleitet, möchte ich dich von Herzen bitten: Schließe dich mir an. Lass uns gemeinsam die zarten Schmetterlinge und die kostbare Natur, die sie repräsentieren, beschützen. Möge unser Handeln ein Versprechen für eine Welt sein, in der das Natürliche in allen Bereichen der Natur Vorrang hat, und die natürlichen Lebensräume in ihrer ganzen Pracht erhalten bleiben.

Sei achtsam in jedem Moment, sowohl dir selbst gegenüber als auch der Welt um dich herum. Lass dich von der Anmut der Schmetterlinge berühren und nutze ihre Symbolik als Quelle der Inspiration. Diese flüchtigen Wesen, die zwischen Himmel und Erde tanzen, sollen dich ermutigen, große Veränderungen in deinem Leben und in der Welt herbeizuführen.

Lass dich von der Schönheit und Symbolik der Schmetterlinge dazu bewegen, unsere Mutter Erde mit Liebe und Respekt zu behandeln. Sieh die Herausforderungen als Einladung zur inneren Transformation und gehe diesen Weg mit offenem Herzen. Und so schließe ich dieses Buch mit dem Wunsch, dass du die Schönheit und den Frieden der Natur in deinem Herzen trägst. Mögen die Flügel der Schmetterlinge dich immer daran erinnern, dass du ein Teil des großen Ganzen bist, tief verbunden mit allem Leben. Lass die Liebe und das Licht, das in dir wohnt, die Welt erhellen und deinen Weg mit Freude und Harmonie füllen. Nutze deine Gaben, um die Welt zu bereichern und die Natur zu schützen.
Erinnere dich daran, dass jede kleine Tat, die du vollbringst, ein Funke des Lichts ist, der die Welt ein Stück heller macht. Lass uns gemeinsam diesen Planeten mit Liebe und Achtsamkeit gestalten, damit die kommenden Generationen in Frieden und Fülle leben können.

Von Herzen danke ich dir dafür, dass du diese besondere Reise mit mir geteilt hast.

In tiefer Dankbarkeit und liebevoller Verbundenheit,
deine Sadhvi Shanti

Über die Autorin

SADHVI SHANTI – Dr. med. Shanti Puri

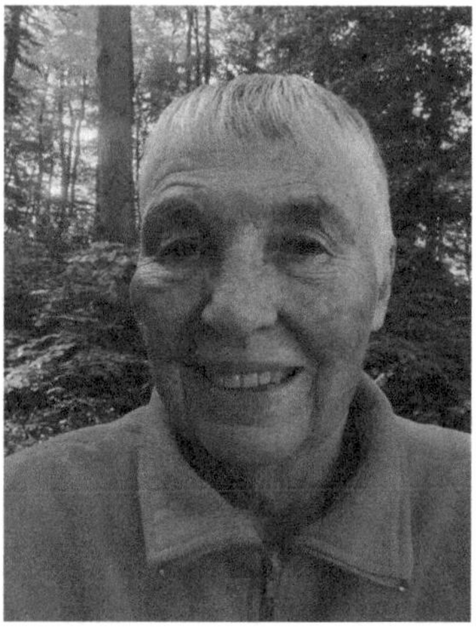

Bereits mit ihrem Geburtsnamen „Sylvia", übersetzt „das Waldmädchen", vereinte sich ihr Leben mit der Natur. Geboren in Wien zur Zeit des 2. Weltkriegs verbrachte sie im Waldviertel ihre frühe Jugend. Umgeben von den geheimnisvollen Fichtenwäldern und dem Plätschern des Flusses Thaya, zog es sie bereits mit 8 Jahren in die abgelegenen Wälder, die sie allein auf der Suche nach Pilzen durchstreifte. Sie fand ihr Glück in dem moosdurwachsten Waldboden, den Früchten und Blumen von Wald und Wiese, den lichtdurchfluteten Waldlichtungen und all den Schönheiten von Mutter Natur. Mutter Erde gab ihr alles, was sie so notwendig herbeisehnte: Liebe, Schutz und Sicherheit. Damals entstand dieses außergewöhnlich enge Band zwischen der Autorin und der Natur, welches ihr ganzes weiteres Leben nachhaltig prägte.

Später studierte sie Medizin in Wien und arbeitete als ganzheitliche Zahnärztin 29 Jahre in eigener Praxis. Sie begann „Yoga im täglichen Leben" zu üben, wurde Yogalehrerin und knüpfte erste zarte Bande zu Indien durch ihren Yogameister Vishwaguruji. Nebenbei absolvierte sie zahlreiche Ausbildungen, die sie jeweils mit den höchsten Diplomen abschloss. Seit 1980 bereist sie Indien, wobei der indische Himalaya eine bedeutsame Rolle in ihrem Leben spielt. Bei einer intensiven Verbindung mit einem Baum traf sie eine tiefgreifende Erkenntnis wie ein Blitz, denn plötzlich begriff sie die geheimen, geistigen Botschaften, die er für uns Menschen bereithält. Daraufhin begann sie im Himalaya dieses außergewöhnliche Buch – das du eben in den Händen hältst – zu schreiben, inspiriert von den Schwingungen dieser heilen Welt der Berge. Mutter Erde spricht in diesem Buch zu dir und eröffnet dir ihre geheime Weisheit.

Shantis Mission und Herzensanliegen ist es, die Botschaften von Mutter Natur in die Welt zu tragen. Als Coach und Naturflüsterin begleitet sie Ratsuchende durch wundervolle und tiefgreifende NATUR-CHANNELINGs hin zu ihren persönlichen und individuellen Botschaften der Natur zu ihren jeweiligen Themen. Ebenso begeistert sie auch in ihren Seminaren und Vorträgen ein großes Publikum. Als Autorin inspiriert sie mit ihren vielzähligen Werken Menschen, in ihre wahre Größe zu kommen, wie es uns die Natur vorlebt.

In all ihren Tätigkeiten verbindet sie ihr Wissen über die Lehren des Ostens und des westlichen Kulturkreises. Ihr Herz schlägt dafür, die segensreichen Botschaften der Natur zu verbreiten, damit jeder einzelne Mensch die tiefe Verbundenheit mit unserer wundervollen Mutter Erde spürt und sie wie eine zweite Mutter liebt und achtet. Indem wir diese Verbindung ehren, tragen wir dazu bei, eine Welt zu formen, in der Mutter Erde als lebendiger Organismus geachtet und geschützt ist. Gemeinsam können wir dafür sorgen, dass kommende Generationen in einer Welt des Friedens und der Fülle aufwachsen können, ohne dass es ihnen an irgendetwas fehlt.

SADHVI SHANTI, Dr. med. Shanti Puri
Autorin, Naturflüsterin, Life-Coach, spirituelle Lehrerin
Homepage: www.sadhvi-shanti.com
E-Mail: sadhvi.shanti@gmx.at
Social Media: @sadhvi.shanti

NATUR-CHANNELLING – Live oder Online: Empfange deine Botschaft von Mutter Natur

Entdecke dich selbst inmitten der wunderschönen Natur und empfange einzigartige Botschaften, die dir in deiner aktuellen Situation wertvolle Erkenntnisse schenken. Die Natur-Channeling-Sitzungen mit Sadhvi Shanti sind darauf ausgerichtet, tiefsitzende Blockaden zu lösen, die dich daran hindern, dein volles Potenzial zu entfalten. Dank der heilenden Kraft der Natur gewinnst du Vertrauen in den Fluss des Lebens und kommst wieder in dein inneres Gleichgewicht. Das Natur-Channeling führt außerdem zu mehr Lebensfreude, Selbstbewusstsein und einem intuitiven Zugang zu deiner Seelenstimme.

Shantis erfahrene Führung begleitet dich auf einer außergewöhnlichen Natur-Reise, die dir tiefgehende Erkenntnisse und Einsichten vermittelt. Du wirst eine tiefe Verbindung zu Mutter Erde aufbauen, die dir viel Kraft und Sicherheit gibt.

Bei diesem Natur-Channeling sind dir außergewöhnliche und wohltuende Momente garantiert, die dir helfen werden, deinen inneren Frieden zu finden. Und das Beste daran? Das Natur-Channeling kann sowohl live als auch per Zoom durchgeführt werden. Egal, ob du dich in den Wald begeben oder bequem von zu Hause aus teilnehmen möchtest.

Erlebe eine vollkommen neue Art von Naturerlebnis und lass dich von mir auf einer Reise zu dir selbst führen.

Anmeldung auf der Homepage:
www.sadhvi-shanti.com

Ich freue mich auf ein wundervolles
Natur-Channeling mit dir!

30 Tage Online Kurs:
„WAS WIR VON DER NATUR LERNEN KÖNNEN“

Entdecke die Geheimnisse der Natur!
Dieser Online-Kurs führt dich durch 30 faszinierende Elemente der Natur und bietet dir erstaunliche Einblicke in ihre zeitlosen Weisheiten. Tauche ein und lass dich von der Natur inspirieren, um dein volles Potenzial zu entfalten. Mit diesem Kurs erhältst du umfassende Lebenslektionen, die du sofort in dein tägliches Leben integrieren kannst.
Lerne von der besten Lehrmeisterin – Mutter Natur.
„Was wir von der Natur lernen können“, vorgetragen von der Naturflüsterin Sadhvi Shanti, Dr. med. Shanti Puri, die dir die Kommunikation mit der Natur an einprägsamen Beispielen vermittelt. Mit der Natur als Mentor an deiner Seite kannst du alle Herausforderungen meistern und mehr Glück, Lebensfreude und Verbundenheit leben. Ein Monat auf du und du mit der Natur!

Inhalt:
30 Videos, 3 Bonus-Videos,
Praxisübungen für die Umsetzung,
geführte Meditationen gesprochen
von deiner Naturflüsterin

„Zurück zur Natur“ ist das Heilmittel unserer Zeit!

WEITERE WERKE von Dr. med. SHANTI PURI

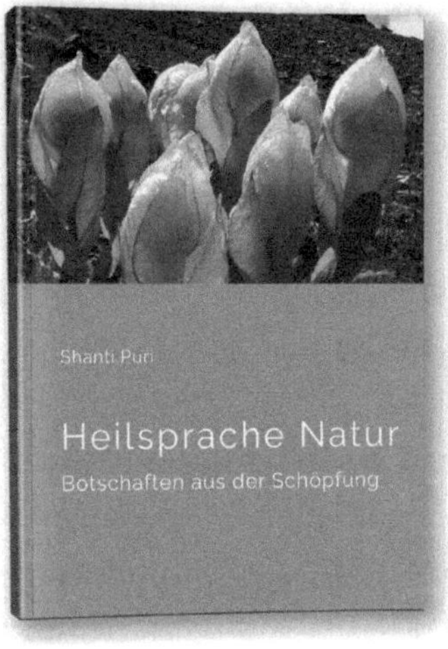

„Heilsprache Natur“
Botschaften aus der Schöpfung

Mit „Heilsprache Natur“ lädt uns die Autorin und Naturflüsterin, Dr. med. Shanti Puri, ein, die Natur als deinen Lehrmeister, Mentor und Verbündeten zu erleben. Mit 37 Wegweisern und 37 Gesetzen der Natur zeigt sie dir, wie tief verbunden wir alle mit Mutter Erde sind. Dieses praxisnahe Buch lädt dich mit praktischen Tipps und mitreißenden Geschichten dazu ein, die Weisheit der Natur in deinem Alltag zu verwirklichen. Die Natur spiegelt dir deine eigene Verfassung – indem du sie heilst, kannst du dich selbst befreien und inneren Frieden und Ruhe finden. Hier spricht Mutter Erde zu dir und zeigt dir auf, wie du spielerisch in deine Kraft und Lebensfreude kommst.

Erlaube der Natur durch ihre geheimen Botschaften dein Leben auf vielfältige Weise zu bereichern!

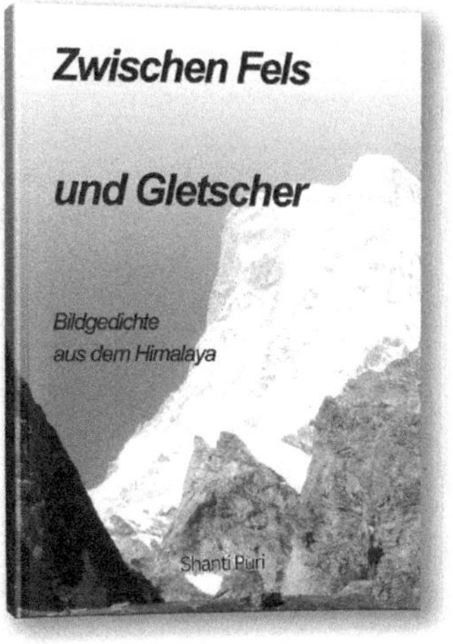

„Zwischen Fels und Gletscher“
Bildgedichte aus dem Himalaya

Haben wir uns schon einmal gefragt, was hinter all den Phänomenen der Natur als Lebensratgeber steckt? Was das Berglicht, der Nebel, der Abend, das Wasser, die Sonne an wichtigen Aussagen für uns bereithalten? Sadhvi Shanti führt uns, wie in ihrem Buch „Heilsprache Natur", in die geheime Sprache der Natur ein, die uns hilft ihre Weisheit zu erfassen und damit das Leben souverän zu meistern.
Alle 50 Gedichte und Fotos sind dichterische Liebeserklärungen an die Schönheit des Himalayas in Bild und Poesie. Die Aussagen, die sie enthalten, sind ein Bekenntnis zur edlen Natur des Menschen und zu seiner inneren Schönheit. Dieser Bild- und Gedichtband ist ein geeignetes Geschenk für alle, die die Natur lieben.

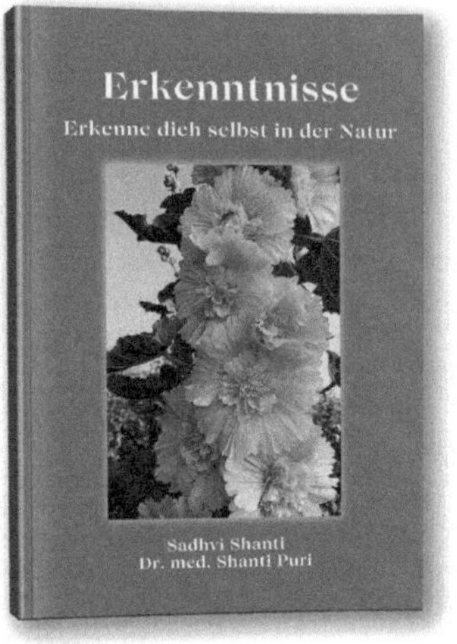

„Erkenntnisse“
Erkenne dich selbst in der Natur

Tauche mit diesem wunderschönen Bildgedichtband noch tiefer in die Botschaften der Natur ein. Auch dieser Gedichtband ist eine zarte Verbindung von Poesie und Bildern. Sadhvi Shanti schöpft ihre Inspiration aus ihrer Liebe zur Natur und verbindet Gedichte und eigene Bilder, um den Inhalt in greifbare Gestalt zu bringen. Ihre Worte betonen die überragende Bedeutung der Natur für den Menschen und lassen uns durch das Lesen und Wirken ihrer Gedichte das Band zu Mutter Natur neu knüpfen und verstärken. Ein Gedichtband, der schon beim Lesen vielzählige innere Prozesse für mehr Kraft, Lebensfreude und Liebe zur Natur aktiviert.

Es werden noch einige weitere Bücher folgen.
Auf **www.sadhvi-shanti.com** findest du alle aktuellen Informationen.

LESETIPP!

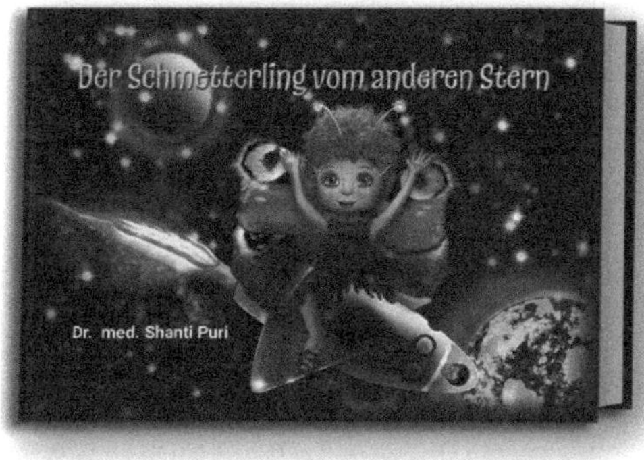

Dr. med. Shanti Puri
Der Schmetterling vom anderen Stern

128 Seiten
21 x 14,8 cm
Hardcover
ISBN: 978-3-98503-200-6
14,90 € (D)

„Der Schmetterling vom anderen Stern“ entführt dich in eine zauberhafte Welt, in der Aluid, ein einzigartiger Schmetterling, eine Reise voller Abenteuer und Herausforderungen unternimmt. Vom Planeten der Blumen auf die Erde geschleudert, trifft sie auf Wesen, die sie verletzen, aber auch bereichern. Trotz aller Rückschläge entdeckt Aluid ihre innere Stärke und zeigt, wie Toleranz und Akzeptanz die Welt verändern können. Sie wird zur Botschafterin des Friedens – und zum Vorbild für uns alle.
Dieses Buch ist eine Einladung, deine eigene Stärke zu entdecken und die Welt mit einem liebevollen Herzen zu betrachten.
Geheimtipp: Es ist nicht nur für Kinder ein Erlebnis, sondern auch für Erwachsene, die sich nach einer friedvollen und toleranten Welt sehnen.

PERSÖNLICHE NOTIZEN